传染病患者
急救转运指南
（2020年试行版）

主　编　江旺祥

副主编　雍永权　王　飞　谢　萍

编　委　（以姓氏笔画为序）
　　　　丁方勇　王　飞　江旺祥　陈　欢　宋　鹤
　　　　罗双萍　段晓东　柳新胜　徐　芳　徐步安
　　　　宰　玲　谢　萍　雍永权

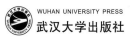

WUHAN UNIVERSITY PRESS
武汉大学出版社

图书在版编目(CIP)数据

传染病患者急救转运指南:2020年试行版/江旺祥主编.—武
汉:武汉大学出版社,2020.11(2021.7重印)

ISBN 978-7-307-21799-7

Ⅰ.传… Ⅱ.江… Ⅲ.①传染病—急救—指南 ②传染病
—病人—转运—指南 Ⅳ.R183-62

中国版本图书馆 CIP 数据核字(2020)第 179178 号

责任编辑:任仕元 责任校对:李孟潇 版式设计:韩闻锦

出版发行:**武汉大学出版社** (430072 武昌 珞珈山)

(电子邮箱:cbs22@whu.edu.cn 网址:www.wdp.com.cn)

印刷:湖北金海印务有限公司

开本:880×1230 1/32 印张:3.625 字数:60千字 插页:1

版次:2020年11月第1版 2021年7月第2次印刷

ISBN 978-7-307-21799-7 定价:15.00元

序

    2019 年 12 月以来,湖北省武汉市陆续出现不明原因肺炎病例。 2020 年 1 月 7 日,中国疾控中心从这些不明原因肺炎病例相关样本中成功分离出一种新型冠状病毒,随后国家卫生健康委专家评估组将武汉不明原因肺炎病原体判断为新型冠状病毒(简称"新冠病毒")。 新冠病毒感染的肺炎(简称"新冠肺炎")疫情迅速蔓延至我国各省市,一时防疫情势十分严峻。 面对突如其来的疫情以及大批确诊和疑似患者,院前急救迫切需要一个相对统一的急救转运指南。 在 2003 年 SARS 之后,为了做好传染病患者的院前急救与转运工作,预防和控制传染病的传播与扩散,中国医院协会急救中心管理分会早在 2007 年便提出了编写《传染病患者急救转运指南》的构想,并报经原国家卫生部批准,拨专款用于该项工作。 武汉市急救中心作为主要起草单位，成立了编写小组，拟出初稿。经广泛征集国内急救专家、传染病和院感专家意见，形成了《传染病患者急救转运指南（2012 年试行版）》，但后来由于种种原因未能公开发表。 为了规范传染病患者急救转运，武汉市急救中心结合此次抗击新冠肺炎疫情的实践，在广泛查阅资料、集体讨论的基础上，对《传染病患者急救转运指南（2012 年试行版）》进行修订，增加新冠肺炎患者的急救与转运内容，并将其作为附件附后，形成《传染病患者急救转运指南（2020 年试行版）》，供各地急救中心（站）参考，以便今后发生传染病疫情时，各地可结合自身实际制定相应的传染病急救转运方案。 在此，对参与并指导本指南编写工作的赵永春、熊悦安、单沙林、杨建国、殷继东等各位专家表示诚挚的敬意和感谢！ 同时，恳请各位同行对该指南试行版中存在的问题和不足之处批评指正，并提出宝贵意见。

二〇二〇年九月

目　录

第一章

急救转运流程

　　救护车转运在传染病疫情防控工作中起着十分重要的作用，这有利于确诊病例的集中收治，有利于疑似病例的集中隔离治疗，有利于发热病例和密切接触者集中隔离观察。做好传染病患者的院前急救与转运工作，规范急救人员防护、救护车和车载医疗设备消毒及医疗废物管理，对预防和控制传染病的传播与扩散，确保被转运患者医疗安全及急救人员职业安全，意义重大。

第一条
组织管理与职责

　　1. 急救中心成立传染病患者急救转运工作领导小组，负责辖区内传染病疑似和确诊病例急救转运的指挥、调度工作。根据疫情进展，随时调整传染病患者转运车辆及工作人员。疫情爆发时根据疫情规模成立传染病患者急救转运专班，配置相应急救人员与急救设备，负责传染病疑似和确诊病例的急救转运工作。

　　2. 急救中心院感控制部门负责安排及督导转运车辆、医疗用品和其他物品的消毒。药械、总务科负责提供符合国家标准的消毒药品、器械和防护用品。 车管科负责定期检修转运车辆。 院感控制人员根据相关规范及本中心的特点制定隔离转运和消毒流程，负责监督指导防护、消毒、隔离工作的落实。

3. 急救转运人员应经过相关培训，掌握常见传染病预防控制知识及诊断、急救、隔离预防与消毒技术，正确使用防护用品，做好患者的院前救治、病情交接、相关报告与记录工作。

第二条

隔离转运原则与前期准备

1. 有条件的急救中心应建立消洗站，其建设要求详见附件1。

2. 急救中心消洗站设立清洁区、半污染区和污染区，划分清洁和污染停车场，环境布局应符合隔离要求。配置电动气溶胶喷雾器和普通喷雾器等消毒、清洗设施以及消毒药品，必要时配备杀虫、灭鼠药品。

3. 用于转运传染病患者的救护车其驾驶舱与医疗舱

应密封隔离。 转运救护车辆及车载医疗设备和担架等专车专用。 救护车医疗舱为污染区，驾驶舱应视为半污染区，转运途中应尽可能减少对驾驶舱的污染。

4. 转运呼吸道传播传染病患者时首选标准负压型救护车，开启负压装置时医疗舱应保持密闭状态，保证负压装置运转良好。 无负压车时选用医疗舱通风良好的救护车，关闭车载空调。 救护车开窗自然通风换气是预防呼吸道传播传染病交叉感染的一项重要措施。

5. 传染病患者与非传染病患者不得同车转运，不同病种的传染病患者不得同车转运，确诊病例和疑似病例分开转运，疑似病例一车一人隔离转运。

6. 转运疑似、临床诊断或确诊传染病患者后，救护车辆及车内设备、被污染物品必须消毒后再转运其他患者，途中遇污染应随时消毒。 每次转运结束后，车辆须进消洗站进行终末消毒，消毒完毕驶入清洁停车场。 可重复使用的医疗器具使用完毕应进行彻底清洁和消毒/灭菌。

7. 车内配备全套防护用品、消毒剂（含氯消毒泡腾片或 84 消毒液和稳定型过氧乙酸）、酒精棉片、医疗废物盛装容器、利器盒、一次性担架单、纸巾等。 随身携带速干手消毒剂。

5

8. 转运危重患者的车辆应配备的医疗设备、药品：按照国家卫健委关于急救车的配置标准，配备专用急救设备，并配备呼吸机、监护仪、吸痰器、气管插管及呼吸球囊各一台。急救药品的配备按院前急救技术规范要求配备（特殊要求配备的药品由药械科按要求配备）。

第三条

传染病患者急救转运流程

急救转运人员接到 120 转运传染病患者的派车指令后，按需选择防护用品，在清洁区按流程穿戴和/或备好防护用品，出车至现场；现场评估与救治，与转出地点医务人员交接患者病情；将患者安置在医疗舱内转运至指定医院，与接诊医师交接患者病情；返回消毒站点。车辆、医疗物品及防护用品按规定与流程进行消毒和清洁，更换一次性用品，人员按流程脱摘防护物品，进行卫生处置后等待下次派车指令。

一、接警、报告与登记

1. 急救指挥中心接到乙类、丙类传染病患者和散发传染病患者的急救和转运信息后，调度员按规范要求下达指令，同时做好接警、派诊、出诊和报告记录。

2. 当发现甲类传染病、乙类传染病中按甲类管理的传染病以及某种传染病流行与爆发时，急救指挥中心接到该类患者的急救、转运信息后，应立即向中心传染病控制工作领导小组组长报告，按传染病防控应急预案启动相应级别的急救、转运工作，调派急救人员和救护车赶赴指定地点做好急救和转运工作，并做好接警、派诊、出诊和报告记录。

二、急救人员的防护

1. 防护用品配备：参照《医院隔离技术规范》（WS/T 311—2009），配备医用一次性手套、工作鞋（防水、能浸泡消毒）、鞋套、传染病转运组工作服、医用工作帽、医用防护服、医用防护口罩、外科口罩、护目镜、防护面罩、隔离衣、防水围裙等。 传染病职业暴露人员使用的防护用品应符合国家有关标准。 一次性使用防护服应符合 GB 19082—2009《医用一次性防护服技术要求》，防护口罩应符合 GB 19083—2010《医用防护口罩技术要求》，防护眼镜应视野开阔、透亮度好、防雾、有较强的防喷溅性能。

2. 人员防护原则：人员的防护应在标准预防的基础上，根据传染病的传播途径（参考附表 1）以及导致感染的危险程度，采取飞沫隔离、空气隔离、接触传播隔离的预防措施，按需防护。 转运各种常见传染病患者的防护用品选择可参考附表 2，同时应严格执行手卫生规范，遵守消毒、隔离的各项规章制度，按流程在不同区域穿戴和脱摘相应的防护用品。 防护用品的正确使用与穿脱流程可参考《医院隔离技术规范》（WS/T311—2009）及当地急救中心的规定。

3. 人员防护建议与穿戴防护用品流程：根据院前转运病人多数病原学诊断不明及院前急救转运工作特点，编写组制定了三级防护标准，院前人员可根据相应传染病的传播途径在分级防护的基础上选择、加减防护用品，实行按需防护：①一级防护：为日常工作防护，防护用品包括有效口罩、帽子、工作服、工作鞋、橡胶手套。 ②二级防护：工作服、帽子、外科口罩或医用防护口罩（接触经空气传播或近距离接触经飞沫传播的呼吸道传染病患者时戴医用防护口罩）、隔离衣、手套、工作鞋、护目镜等。适用于转运经接触传播、经飞沫和/或空气传播以及经其他传播途径传播的乙、丙类传染病患者时的防护，也适用于转送传染病检验标本时的防护。③三级防护：工作服、帽子、医用防护口罩、护目镜或防护面罩、隔离衣、防护服、手套、工作鞋、鞋套等。适用于转运经空气传播和/或飞沫传播，经接触传播及经多重传播途径传播的甲类及按甲类传染病管理的乙类传染病患者时的防护。

下列情况下应使用护目镜或防护面罩：①在进行诊疗、护理操作，可能发生患者血液、体液、分泌物等喷溅时。②近距离接触经飞沫传播的传染病患者时。③为呼吸道传染病患者进行气管切开、气管插管、吸痰等近距离操作，可能发生患者血液、体液、分泌物等喷溅时。

下列情况下应穿防护服：①接触甲类或按甲类传染病管理的传染病患者时。②接触经空气传播和/或飞沫传播的传染病患者，可能受到患者血液、体液、分泌物、排泄物等喷溅时。

手部皮肤破损的急救人员应戴乳胶手套。

4. 穿戴防护用品应遵循的程序。

在清洁区穿好工作服待命，接到派车指令后：洗手→戴帽子→戴医用防护口罩→穿隔离衣或防护服→戴手套→备好护目镜或防护面罩→穿鞋套、换工作鞋→取急救物品→出车。

120 急救人员转运非传染病患者时应穿 120 工作服、工作鞋，必要时戴帽子、外科口罩、手套等。车内备全套防护用品，随诊箱携带速干手消毒剂及消毒用品，采取标准预防措施，发现待转运患者疑似患某种传染病时，应根据其传播途径增加相应的防护措施，按传染病患者转运流程转运患者。

三、现场评估

1. 诊断依据：根据流行病学资料、病史、体格检查和相应的实验室检查资料，现场评估患者是否为某种传染病医学观察病例、疑似病例或确诊病例，进而采取相应级别的观察、隔离与转运措施。

2. 病情评估：根据对患者的体检和监测数据判断患者病情严重程度。

3. 转运条件评估：针对该例传染病患者，评估救护车、医疗仪器设备、药品、隔离防护措施是否具备转运条件。

4. 安全评估：对患者病情是否适合转运、转运途中可能出现的问题及出现问题时需采取的相应措施等进行安全评估。

5. 下列情况不宜即刻转运：当患者出现生命体征不稳定、呼吸困难、血流动力学不稳定时，不宜即刻转运，宜就地隔离治疗。必要时请专家会诊，待病情稳定后需要转运时再行转运。

四、院前救治

急救人员利用车载设备对患者实施生命支持与监护，采取相应治疗与急救措施。

1. 一般治疗、护理和心理治疗。

2. 密切观察病人体温、脉搏、呼吸、血压等基本生命体征。

3. 心电监测：使用心电监护仪对患者进行持续心电监测。

4. 给氧或机械通气：对于缺氧患者应用鼻导管或面

罩给氧，并注意保持患者气道通畅。 对于呼吸衰竭患者，应及时行人工气囊辅助呼吸，必要时行气管插管机械通气。

5. 建立或维持有效的静脉通路及必要的药物治疗。

6. 对症治疗：患者发热时可采用物理降温，必要时使用解热剂；患者颅内高压时采取脱水疗法；患者抽搐时采取镇静措施等。

7. 对重症病例及时进行相应处置，按院前急救诊疗常规予以处理。 患者休克时应改善其微循环，应用血管活性药物，出现严重毒血症时采用肾上腺皮质激素疗法等。

8. 对不宜立即转送的传染病患者应就地隔离治疗，如必须转送，则在途中应做好患者的监测、护理和治疗。

9. 严重并发症的处理：如遇患者肺结核大咯血，则应积极止血，保持患者呼吸道通畅，注意防止窒息和出血性休克的发生。 一般改善凝血机制的止血药对肺结核大咯血疗效不理想，垂体后叶素仍是治疗肺结核大咯血最有效的止血药。

五、交接与报告

将传染病患者送达指定医院后，驾驶员应立即向指挥中心报告到达时间，急救医师应向接诊医师做好传染病患者病情交接工作。交接工作完成后，驾驶员应立即向指挥中心报告任务完成情况和完成时间。急救医师回中心（站）进行卫生处置后，迅速完成相关病历及医疗文件的书写与报告，留档备查。

六、人员卫生处置与车辆终末消毒

转运途中遇污染要随时消毒。转运结束后，人员按流程脱摘防护用品，进行卫生处置。

设立消洗站的急救中心可参照此流程：诊疗箱、医疗物品放物品消毒间清洗消毒，其他污染废弃物品及带回的医疗废物入医疗垃圾袋（桶）。出车时所用工作手机必须用塑料膜密封，转运工作结束时用有效氯浓度为2000mg/L的含氯消毒液擦拭消毒塑料外包两遍，脱去塑料膜即可；车钥匙用浓度为75%的乙醇擦拭消毒即可。

脱摘防护用品应遵循的程序：在人员处置室：鞋消毒、摘手套、手消毒→摘护目镜/防护面罩→脱隔离衣或防护服→脱鞋套、换鞋→洗手和/或手消毒→进入第1更衣室；手消毒→脱工作服→摘医用防护口罩→摘帽子→洗

13

手和/或手消毒→进入清洁区；沐浴、到第 2 更衣室更衣→等待下次派车指令或离开。

用过的物品分别放置于专用污物容器内。

人员采取三级防护时参照此流程执行。人员采取二级防护时参考此流程执行。

无消洗站的急救中心，可参照此流程由院感人员根据《医院隔离技术规范》及中心特点制定相应的人员及车辆消毒流程。

车辆返回急救中心消洗站进行终末消毒，经消毒、清洗、更换一次性物品后驶入清洁停车场。救护车、医疗及防护用品的常用消毒方法见第二章。

七、医疗废物的处置

应遵循《医疗废物管理条例》和《医疗卫生机构医疗废物管理办法》对医疗废物进行管理与处置。用过的各类针头、锐器放入医疗废物利器盒，一次性医疗、卫生、防护用品等装入医疗废物专用袋。传染病患者的生活垃圾、排泄物经处理后一并按医疗废物处理。传染病患者转运途中产生的医疗废物入医疗废物袋，带回急救中心

（站）统一处理，不得随意丢弃。

八、报告与待命

急救人员返回急救中心（站），向指挥中心报告完成任务时间后待命。转运任务完成后由指挥中心汇总资料，及时向上级卫生行政部门和属地疾病预防控制机构报告。

第四条
人员的健康管理

一、体温监测和传染病症状排查

参加传染病患者转运、消毒工作人员应酌情进行体温监测和传染病症状排查。体温超过 37.5℃、出现传染病症状的，应暂停工作并及时就诊；被诊断为疑似或确诊传染病的人员应立即接受隔离治疗，同时报告中心有关负责人及院感部门采取相应的隔离、消毒措施。

二、可根据实际需要接种疫苗

对于急救中心工作人员，可根据实际需要接种传染病疫苗。

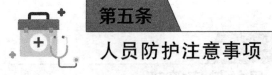

第五条
人员防护注意事项

一、佩戴防护口罩

佩戴医用防护口罩时应进行面部密合性试验及型号选择。使用各种医用防护口罩前应认真阅读使用说明，按其指定方法佩戴。医用防护口罩可以持续使用 4~6h，遇污染或潮湿后应及时更换。

二、救护车驾驶舱管理

转运人员应尽可能减少对救护车驾驶舱的污染。 在转运途中接触患者后如需再次进入驾驶舱，应用酒精棉片或速干手消毒剂消毒双手。 之前使用过护目镜者应将护目镜推至头顶，消毒双手后再进入驾驶舱。 驾驶员在行驶途中不建议使用护目镜，以确保交通安全。

三、转运途中防护用品的更换

当手套、隔离衣、防护服破损或被患者血液、体液、分泌物、排泄物污染时应及时更换。 脱下的被污染防护用品装入黄色垃圾袋并封口后放入医疗舱。 穿戴防护用品前、脱摘被污染的防护用品前后均应洗手和/或手消毒，无洗手条件时应用酒精棉片擦拭或用速干手消毒剂手消毒。

四、眼镜管理

佩戴眼镜的急救人员在转运结束后进入清洁区前应对眼镜擦拭消毒和清洗。

五、禁忌

转运传染病患者途中应限制转运人员进行下列活动：吃东西，饮水，抽烟，如厕，用手触摸眼睛、口、鼻等。必须有上述活动时应先洗手和/或手消毒。

六、防火

雷雨天不宜在室内外使用电动气溶胶喷雾器。含酒精类瓶装速干手消毒剂等易燃物品不宜留置车内。

第六条
标准预防

一、标准预防的定义

　　标准预防，是指针对医院所有患者和医务人员采取的一组预防感染措施。包括手卫生，根据预期可能的暴露选用手套、隔离衣、口罩、护目镜或防护面罩，以及安全注射。也包括穿戴合适的防护用品处理患者环境中被污染的物品与医疗器械。标准预防基于患者的血液、体液、分泌物(不包括汗液)、非完整皮肤和黏膜均可能含有感染性因子的原则。

　　将所有患者的血液、体液、分泌物、排泄物均视为有传染性，需进行隔离处理。强调采取防止疾病从患者传染至医务人员、从医务人员传染至患者、从患者传染至医务人员再从医务人员传染至其他患者的双向防护。通过标准预防，降低医患之间交叉感染的危险性。

二、与院前相关的标准预防措施

1. 医务人员接触患者的血液、体液、分泌物、排泄物、黏膜和破损皮肤前均应戴手套。 手部皮肤破损者应戴乳胶手套。

2. 医务人员在接触患者的血液、体液、分泌物、排泄物及其所污染的物品后，不论是否戴手套，都必须立即洗手。

3. 在患者血液、体液、分泌物、排泄物等有可能发生喷溅时，医务人员应戴外科口罩、护目镜或防护面罩，可能发生大面积喷溅时医务人员还应穿隔离衣或防护服。

4. 被患者血液、体液、分泌物、排泄物等污染的医疗用品和器械等应及时处理，需重复使用的器械应按规定进行清洁、消毒、灭菌处理。 被污染的其他物品也应及时处理。

5. 医务人员进行各项诊疗操作时应严格遵守各项操作规程。

6. 医务人员在进行侵袭性诊疗、护理操作过程中，要保证光线充足，防止被针头、缝合针、刀片等锐器刺、划伤。 使用后的锐器应直接放入专用利器盒。 禁止针头回帽。 禁止用手直接接触使用后的针头、刀片等锐器。需重复使用的锐器应置于防水、耐刺的容器内进行再处理。

　　7. 采取呼吸道卫生/咳嗽礼仪等。

第二章

被污染车辆及物品的常用消毒方法

第七条

消毒原则和要求

一、致病菌抗力

　　救护车、医疗用品、可重复使用的防护用品等的消毒应参照《消毒技术规范》，根据污染微生物的病原学特点及污染程度不同，选择不同的消毒剂、消毒剂浓度和作用时间。微生物对消毒因子的敏感性从高到低的顺序为：

　　1. 亲脂病毒（有脂质膜的病毒），如乙型肝炎病毒、流感病毒等。

　　2. 细菌繁殖体。

　　3. 真菌。

　　4. 亲水病毒（没有脂质包膜的病毒），如甲型肝炎病毒、脊髓灰质炎病毒等。

　　5. 分枝杆菌，如结核分枝杆菌、龟分枝杆菌等。

　　6. 细菌芽孢，如炭疽杆菌芽孢、枯草杆菌芽孢等。

　　7. 朊病毒（感染性蛋白质）。

二、规范依据

　　救护车的消毒应结合院前转运工作及救护车的特点，采取既安全有效又对车辆腐蚀较小的消毒方法。遇新发传染病及微生物变异的传染病时参照原国家卫生部发布的《医院感染控制指南》及《疫源地消毒技术指南》执行。

三、按疫源地处理原则

　　若转运传染病患者的救护车医疗舱被患者直接污染，则所有消毒均应按疫源地消毒的要求执行。传染病患者送达指定医院，救护车返回车辆消洗站，根据传染病的传播途径、污染范围，对医疗舱内壁、门窗、座椅、担架、治疗台面等物体表面和地面，医疗用品，患者的血液、分泌物、呕吐物、排泄物及其污染过的物品与环境、空气等，进行终末消毒与清洁。驾驶舱因转运途中人员进出可能被间接污染，在与医疗舱密闭隔离并通风良好的情况下，可采取对物体表面、地面擦拭和拖擦的方式进行消毒与清洁。如驾驶舱已明确被污染，则采取与医疗舱同样的方式进行消毒处理。

四、消毒方法

医疗舱带锁的门把手选用擦拭消毒法；医疗舱内壁、门窗、表面、地面及环境可用擦拭、喷洒、喷雾消毒法；针对其空气则可选用化学消毒剂采用电动气溶胶喷雾器做喷雾消毒或紫外线照射消毒。针对救护车内壁及其他物体表面，采用化学消毒方法时宜首选含氯消毒剂，在达到作用时间后，再用清水冲洗、擦拭和拖擦。

五、分别处理原则

对于负压救护车驾驶舱与医疗舱，均应首选含氯消毒剂溶液对其内壁、门窗、表面、地面等进行擦拭和拖擦消毒处理，也可采用紫外线照射消毒。若负压救护车的过滤除菌系统的过滤器或滤材明确被甲、乙类传染病病原污染，则应及时请专业人员进行消洗或更换；常规使用情况下应与生产厂商联系定期进行清洗、消毒或检修、更换；执行清洗消毒的人员应按相关规定做好个人隔离防护。

更换下来的废弃过滤器或滤材应直接密封做焚烧处理，需要消毒的可用有效氯浓度为 2500~5000mg/L 的含氯消毒剂溶液浸泡或直接喷洒至完全浸湿并作用 60min，然后再进行清洗。

六、严格要求

转运疑似或临床诊断的传染病患者时，病原学诊断多不明确，所以，在选择消毒剂浓度时要兼顾到能杀灭其他病原微生物。

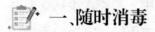

第八条

消毒措施与程序

一、随时消毒

随时消毒，是指对被传染病患者污染过的物品和场所及时进行消毒处理。包括：对患者的血液、体液、分泌物、呕吐物、排泄物及其污染过的车辆和物品、诊疗用品、污物的消毒等；医务人员的手要进行及时清洗和消毒；在救治、转运呼吸道传染病患者的过程中注意保持环境的通风（包括自然通风和机械通风）换气。

二、终末消毒

终末消毒，是指传染源离开有关场所后进行的彻底的消毒处理，应确保经终末消毒后的场所及其中的各种物品不再有病原体的存在。

对救护车进行终末消毒的程序如下：

1. 消毒员在转运车辆返回前应检查、配备所需消毒用具、消毒液和防护用品，做好准备工作。

2. 消毒前，消毒员参照转运人员防护标准依次穿戴好防护用品。

3. 向转运医师了解患者的诊断、病情及车辆被污染情况，根据污染微生物的特点、污染物品性质、污染程度，参照《消毒技术规范》及相关规定选用不同消毒剂，确定消毒液浓度与作用时间，选择适宜的消毒方法。

4. 消毒前撤去车内一次性卫生用品，对车内肉眼可见的患者的血液、分泌物、呕吐物、排泄物需先行处理，摘手套，洗手和手消毒，更换手套，再按下一步流程（第九条）进行车辆消毒。 应消毒的车辆、物品，不得遗漏。 严格区分已消毒和未消毒的车辆及物品，避免已消毒的车辆、物品被再次污染。 不得随便走出消毒区域，禁止无关人员进入消毒区域。

5. 车内一次性卫生用品按医疗废物处理；可重复使用的物品（含医疗用品）选用适宜的消毒剂溶液擦拭或浸泡消毒。

6. 消毒工作完毕，按流程脱摘防护用品。

7. 做好终末消毒记录。

8. 车辆消毒、清洁完毕后方可驶入清洁停车场（库）。

9. 每日对消毒完毕的救护车车体内外表面进行清洗擦拭。

第九条
被污染车辆及物品的常用消毒方法
（非芽孢、朊病毒体类微生物污染）

一、救护车的消毒

（一）喷雾消毒法

1. 对车内空间、物体表面、地面联合消毒：适用于在转运经空气和飞沫传播，经空气、飞沫、接触多重传播途径传播的呼吸道传染病患者后医疗舱的终末消毒。此时需对医疗舱内空气、医疗舱内壁、门窗、物体表面及地面同时进行消毒处理，可采用空间、表面、地面联合消毒法。喷雾产生的消毒液气溶胶不仅可杀灭空气中的微生物，而且雾滴均匀地覆盖于物体表面，对物体表面也有良好的消毒效果。消毒工具：小型电动气溶胶喷雾器（喷出的雾粒 ≤50μm 的占 90% 以上，喷距 6～8m，喷幅 >1m，流量 250mL/min）。消毒方法根据传染病种类可选用以下方法中的任意一种。

（1）过氧乙酸溶液气溶胶喷雾消毒。使用药液及浓度：过氧乙酸水溶液，浓度为 2000~5000mg/L，参考用液量：空间处理为 20~40mL/m³，物体表面及地面为 100mL/m²；原则是均匀喷湿而不流水。方法：关闭车窗，先表面后空间，从外向里循序渐进，表面及地面以喷湿为度。喷雾完毕，密闭 1h，再开车窗、车门通风。车辆经过氧乙酸喷雾消毒、通风后，消毒员方可上车对固定在车内的仪器（在转运传染病患者之前用塑料薄膜覆盖或透明塑料袋罩严）进行消毒。消毒方法：先将罩及覆盖薄膜摘去，再选用 75% 乙醇或有效氯浓度为 1000mg/L 的含氯消毒剂溶液擦拭消毒，最后用清水对医疗舱冲洗、车内表面擦拭和拖擦。

（2）过氧化氢气溶胶喷雾消毒。使用药液及浓度：过氧化氢水溶液，浓度为 30~60g/L，参考用液量：空间处理为 20~40mL/m³，物体表面及地面为 100mL/m²。喷液量及其他用法参照上述第（1）条的说明。

（3）二氧化氯溶液气溶胶喷雾消毒。使用药液及浓度：二氧化氯水溶液，浓度为 500~2000mg/L，参考用液量：空间处理为 20~40mL/m³，物体表面及地面为 100mL/m²；喷液量及其他用法参照上述第（1）条的说明。

亦可选用经国家卫健委批准的既适用于气溶胶喷雾消毒又对救护车腐蚀较小的其他高效消毒剂，按消毒剂说明书中的说明进行操作。

（4）注意事项：上述浓度范围参照消毒对象被污染程度和污染微生物种类来确定，一般细菌繁殖体和病毒性呼吸道传染病原因子选择低浓度端，结核分枝杆菌、气性坏疽、肺炭疽杆菌以及不明原因呼吸道感染因子选择高浓度端（或更高浓度）。

以丰田救护车为例：医疗舱长 2.70m，宽 1.56m，高 1.32m，医疗舱体积约 5.56m³，地面面积约 4.21m²，担架、座椅等与地面重叠的面积约 1.78m²，共约 5.99m²，总需液量 710~820mL（医疗舱总表面积约 22m²，需用消毒液为 32~40mL/m² 喷湿，实际操作中喷雾 700~800mL 消毒液也可将医疗舱内壁、地面及物体表面全部均匀喷湿）。

2. 表面喷雾消毒：若大批量转运经接触传播的传染病患者，则在需对医疗舱内壁、门窗、物体表面及地面快速消毒时可选用消毒剂溶液进行表面喷雾消毒。喷药量以喷至被污染内壁、门窗、表面、地面均匀潮湿为度。用电动气溶胶喷雾器直接对光滑与粗糙表面进行喷雾时用液量范围为 50~100mL/m²，当直接观察到表面均匀湿润而无液体流出时即可。可选用浓度为 2000~5000mg/L 的过氧乙酸溶液或有效氯浓度为 1000~2000mg/L 的含氯消毒剂溶液喷雾。作用时间不少于 60min，充分通风后再用清水冲洗、擦拭和拖擦。

(二)擦拭消毒法

1. 应用范围：适用于在转运经接触传播的传染病患者后对医疗舱内被污染内壁、门窗、车内物体表面、设备表面及地面等的消毒；驾驶舱的消毒；负压救护车的消毒等。

2. 消毒方法：擦拭消毒多选用有效氯浓度为 1000~2000mg/L 的含氯消毒剂溶液进行不遗漏的擦拭，地面进行拖擦，擦拭和拖擦消毒应行两遍。30min 后再用清水擦拭和拖擦。

3. 消毒用具处理：①对转运过烈性消化道传染病、经接触传播的传染病患者的车舱内进行擦拭消毒使用过的抹布和墩布原则上不做回收，按感染性垃圾处理，用有效氯浓度为 5~10g/L 的含氯消毒剂溶液浸泡 60min 后归入医疗垃圾；②对转运过呼吸道传染病和一般传染病患者的车舱内进行擦拭消毒使用后的抹布和墩布，可用有效氯浓度为 5000mg/L 的含氯消毒剂(84 消毒液稀释 10 倍)浸泡

60min,然后清洗并晾干即可。

二、物体表面消毒

对车内物品，可选用浓度为 2000~5000mg/L 的过氧乙酸溶液或有效氯浓度为 1000~2000mg/L 的含氯消毒剂溶液擦拭或浸泡消毒（不耐湿、不耐热、怕腐蚀物品不使用浸泡法）；作用 30min 后，再对易腐蚀的物品用清水进行清洗或擦拭。

三、医疗器械和用品的消毒

1. 对使用过的一次性呼吸机管道、氧气管、吸痰管（袋）等，装入黄色垃圾袋带回急救中心（站）按医疗废物处理；对可重复使用的管道、容器等，应视被污染程度，立即用有效氯浓度为 2500~5000mg/L 的含氯消毒剂溶液浸泡 30~60min 以上,然后再清洗晾干。

2. 对体温计、血压计袖带、氧气湿化瓶，可用有效氯浓度为 1000 ~ 2000mg/L 的含氯消毒剂溶液浸泡

30min，然后清洗晾干备用。

3. 对听诊器、仪器表面、导联线及诊疗箱，可用有效氯浓度为 1000~2000mg/L 的含氯消毒剂溶液擦拭两遍消毒；对不耐腐蚀的仪器表面可用 75% 乙醇消毒液擦拭两遍消毒。

4. 对监护仪、心电图视屏及除颤仪电极板，应用 75% 乙醇消毒液擦拭消毒或用 70% 异丙醇溶液擦拭两遍消毒。

5. 对不能采取以上消毒方式消毒的用品（如手机、精密仪器等），可用透明塑料膜、袋密封，每次更换。

其他医疗器械的消毒与灭菌按照国家相关规定执行。

四、患者血液、分泌物、呕吐物、排泄物的消毒

处理黏稠的患者血液、分泌物、呕吐物、排泄物，用有效氯浓度为 50g/L 的含氯消毒剂溶液（84 消毒液用原液）两份加入 1 份污物中的比例消毒；处理稀薄的血液、分泌物、呕吐物、排泄物，则按 1 份消毒液加入两份污物中的比例消毒；对于介于两者之间的患者血液、分泌物、

呕吐物、排泄物，加等量消毒液，混匀后作用 2h，再做下一步处理（无漂白粉时的处理方法，有条件的按《消毒技术规范》处理）。对被患者血液、分泌物、呕吐物、排泄物等污染的医疗用品及物体表面，则需用有效氯浓度为 5~10g/L 的含氯消毒剂溶液浸泡、擦拭消毒作用 60min 以上。

五、手与皮肤消毒

取适量快速手消毒剂（75% 乙醇消毒液或 70% 异丙醇溶液 3~5ml）按洗手方法揉搓至手部干燥。如果手上明确沾染有患者的传染性血液等污染物，则需用有效氯浓度为 500mg/L 的含氯消毒液浸泡 5min，然后用流动水清洗并擦干。

六、防护用品的清洗与消毒

1. 对于可以重复使用的防护用品、工作服等纺织品，使用有效氯浓度为 250~500mg/L 的含氯消毒剂溶液

（特殊情况可选用更高浓度）浸泡 30min，再送洗衣房高温清洗消毒。

2. 对于防护眼镜、防护面罩，使用 75% 的乙醇溶液浸泡 30min，然后用清水清洗后晾干备用。遇被乙醇不能杀灭的微生物污染时，用有效氯浓度为 1000~2000mg/L 的含氯消毒剂溶液浸泡消毒，然后用清水清洗后晾干备用。

3. 传染病区工作鞋每次转运结束后用浓度为 2000~5000mg/L 的过氧乙酸溶液或有效氯浓度为 1000~2000mg/L 的含氯消毒剂溶液浸泡消毒，然后用清水清洗干净并晾干。

其他非芽孢污染场所、污染物品的消毒处理方法与剂量见附表 3，常用化学消毒剂的使用方法见附件 2。

七、特殊物品消毒

遇不耐热、不耐湿、不耐腐蚀的重复使用物品必须消毒的情况，则可选用环氧乙烷熏蒸消毒法进行消毒。

第三章

各类传染病患者的急救与转运

第十条

传染病的分类

《中华人民共和国传染病防治法》规定，传染病分为甲类、乙类和丙类。

1. 甲类传染病是指鼠疫、霍乱。

2. 乙类传染病是指传染性非典型肺炎、甲型 H1N1 流感、艾滋病、病毒性肝炎、脊髓灰质炎、人感染高致病性禽流感、麻疹、流行性出血热、狂犬病、流行性乙型脑炎、登革热、炭疽、细菌性和阿米巴性痢疾、肺结核、伤寒和副伤寒、流行性脑脊髓膜炎、百日咳、白喉、新生儿破伤风、猩红热、布鲁氏菌病、淋病、梅毒、钩端螺旋体病、血吸虫病、疟疾。

3. 丙类传染病是指流行性感冒、流行性腮腺炎、风疹、急性出血性结膜炎、麻风病、流行性和地方性斑疹伤寒、黑热病、包虫病、丝虫病，除霍乱、细菌性和阿米巴性痢疾、伤寒和副伤寒以外的感染性腹泻病，手足口病。

上述规定以外的其他传染病，根据其爆发、流行情况和危害程度，需要列入乙类、丙类传染病的，由国务院卫生行政部门决定并予以公布。对乙类传染病中的传染性非典型肺炎、炭疽中的肺炭疽、人感染高致病性禽流感和新型冠状病毒肺炎，采取甲类传染病的预防、控制措施。

第十一条
甲类传染病患者的急救与转运

一、鼠疫

鼠疫（plague）是鼠疫耶尔森菌（*Yersinia pestis*）引起的烈性传染病，主要流行于鼠类和其他啮齿动物，属于自然疫源性疾病。人类主要通过带菌的鼠蚤为媒介，经人的皮肤传入引起腺鼠疫；经呼吸道传入（飞沫传播）发生肺鼠疫，它们均可发展为败血症，传染性强，病死率高，是危害人类最严重的传染病之一，属国际检疫传染病。我国将其列为法定甲类传染病之首。

1. 院前急救措施。

按院前急救诊疗常规对患者进行相应处置。

（1）对烦躁不安或疼痛者可采用镇静止痛剂。

（2）注意保护患者心肺功能。

（3）对休克患者及时行抗休克治疗。

（4）对中毒症状严重者可适当使用肾上腺皮质激素。

2. 转运流程、隔离、防护与消毒。

转运流程、隔离与防护参照本书第一章相关内容执行。

（1）急救转运车辆：用负压救护车转运。当用前后舱密闭隔离、医疗舱通风良好的普通救护车转运时，冬季要注意对患者的保温，急救人员工作时尽量处于上风位置。如患者病情允许，应让其佩戴外科口罩，采取呼吸道卫生/咳嗽礼仪。

（2）人员防护：采用三级防护措施。在为患者进行气管切开、气管插管、吸痰等近距离操作，可能发生患者血液、体液、分泌物等喷溅时，应使用全面型防护面罩。

（3）救护车消毒：可选用浓度为 5000mg/L 的过氧乙酸溶液进行车辆内空间、内壁、物品表面、地面联合喷雾消毒，密闭作用 60min。负压救护车用有效氯浓度为 2000mg/L 的含氯消毒剂溶液对车辆内壁、门窗、物品表面、地面喷雾消毒,作用时间 30min。 亦可选用经国家卫健委批准的其他消毒剂进行消毒,按消毒剂说明书操作。

（4）对患者的排泄物和分泌物,可与有效氯浓度为 50~100g/kg 的漂白粉或其他含氯消毒剂混合均匀,消毒作用 24h 后掩埋。

（5）对负压救护车过滤系统的消毒处理,参照本书第二章第七条相关条款执行。

（6）其他物品的终末消毒参照本书第二章第九条执行。

二、霍乱

霍乱（cholera）是由霍乱弧菌（*Vibrio cholerae*）引起的烈性肠道传染病,发病急、传播快,是亚洲、非洲大部分地区患者腹泻的重要原因,属国际检疫传染病。 在我国,霍乱属于甲类传染病。 典型患者由于剧烈的腹泻和呕吐,可引起脱水、肌肉痉挛,严重者还会导致周围循环衰竭和急性肾衰竭。

1. 院前急救措施。

按院前急救诊疗常规对患者进行相应处置。

（1）监护生命体征。

（2）快速补液。

（3）对症治疗：若重症病人在补足血容量后，血压仍较低，则可加用肾上腺皮质激素及血管活性药物。

2. 转运流程、隔离、防护与消毒。

转运流程、隔离与防护参照第一章相关内容执行。

（1）急救转运车辆：符合对传染病患者进行转运要求的救护车。

（2）人员防护：采用三级防护措施。

（3）救护车的消毒：选用浓度为 5000mg/L 的过氧乙酸溶液或有效氯浓度为 2000mg/L 的含氯消毒剂溶液对车辆内壁、门窗、物品表面、地面做喷雾消毒，作用时间 60min。亦可选用经国家卫健委批准的其他消毒剂进行消毒，按消毒剂说明书操作。

（4）对患者排泄物和呕吐物的处置：对于稀薄的患者排泄物和呕吐物，用有效氯浓度为 50g/L 的漂白粉及其他含氯消毒剂溶液以 1：2 的比例混合均匀放置 2h。对患者尿液消毒是在尿液内加入有效氯浓度为 2500mg/L 的漂白粉及其他含氯消毒剂，混合均匀放置 2h。对成形粪便的消毒，可用有效氯浓度为 100g/L 的漂白粉乳液或其他含氯消毒剂溶液，以 1：1 比例搅拌均匀，放置 2h。

（5）其他物品的终末消毒参照本书第二章第九条执行。

 第十二条

按甲类传染病管理的乙类传染病患者的急救与转运

一、传染性非典型肺炎

传染性非典型肺炎是一种新发的传染病，称为严重急性呼吸综合征（severe acute respiratory syndromes，SARS）。传染性非典型肺炎是一种经近距离空气、飞沫传播和直接或间接接触传播为主，临床主要表现为肺炎的呼吸道传染病。其传染性强，危害大。患者病情较重，进展快。

1. 院前救治措施。

（1）监测患者生命体征与血氧饱和度。

（2）对症处理，患者高热时给予冰枕、物理降温或药物降温，必要时吸氧，没有输液指征时可暂不输液。

（3）对于呼吸衰竭者，应及时行人工气囊辅助呼吸，必要时行气管插管机械通气。

2. 转运流程、隔离、防护与消毒。

转运流程、隔离与防护参照本书第一章相关内容执行。

（1）急救转运车辆与设施：用负压救护车转运。当用前后舱密闭隔离、医疗舱通风良好的普通救护车转运时，冬季要注意对患者的保温，急救人员工作时尽量处于上风位置。如患者病情允许，应让其佩戴外科口罩，采取呼吸道卫生/咳嗽礼仪。急救设施按照原国家卫生部关于急救车的配置标准，配备专用急救设备，并配备呼吸机、监护仪、吸痰器、气管插管及呼吸球囊各一台。

（2）人员防护：采用三级防护措施。在为患者进行气管切开、气管插管、吸痰等近距离操作，可能发生患者血液、体液、分泌物等喷溅时，应使用全面型防护面罩。

（3）救护车的消毒：①可选用浓度为 5000mg/L 的过氧乙酸溶液进行车辆空间、内壁、物品表面、地面联合喷雾消毒；在进行气溶胶喷雾消毒后，应密闭作用 60min。负压救护车用有效氯浓度为 2000mg/L 的含氯消毒剂溶液对车辆内壁、门窗、物品表面、地面喷雾消毒。②也可采用紫外线灯照射加消毒液擦拭。《医院预防与控制 SARS 医院感染技术指南》推荐：救护车物体表面用有效氯浓度为 1000mg/L 的含氯消毒剂溶液擦拭，空气用流动紫外线灯照射 1h（室内按不小于 1.5W/m³ 安装）。亦可选用经国家卫健委批准的其他消毒剂进行消毒，按消毒剂说明书操作。

（4）对负压救护车过滤系统的消毒处理参照本书第二章第七条相关条款执行。

（5）其他物品的终末消毒参照本书第二章第九条执行。

二、人感染高致病性禽流感

人感染高致病性禽流感 A（H5N1）（简称"人禽流感"）是人类在接触该病毒感染的病/死禽或暴露在被 A（H5N1）患者污染的环境后，通过飞沫和接触传播发生的感染。

1. 院前急救措施。

（1）对症支持治疗：密切观察患者病情变化，早期给予鼻导管吸氧，维持稳定的血氧饱和度>93%。对具有发热、咳嗽等临床症状者给予对症治疗，如物理降温、止咳祛痰等。

（2）氧疗和呼吸支持治疗：对重症人感染高致病性禽流感患者出现呼吸衰竭时应及时给予呼吸支持治疗，包括经鼻管或面罩吸氧、无创和有创正压通气治疗。

2. 转运流程、隔离、防护与消毒。

转运流程、隔离与防护参照本书第一章相关内容执行。

（1）急救转运车辆：用负压救护车转运。当用前后舱密闭隔离、医疗舱通风良好的普通救护车转运时，冬季要注意对患者的保温，急救人员工作时尽量处于上风位置。如患者病情允许，应让其佩戴外科口罩，采取呼吸道卫生/咳嗽礼仪。

（2）人员防护：采用三级防护措施。当为患者进行气管切开、气管插管、吸痰等近距离操作，可能发生患者血液、体液、分泌物等喷溅时，应使用全面型防护面罩。

（3）救护车消毒：用浓度为 2000mg/L 的过氧乙酸溶液或有效氯浓度为 500~1000mg/L 的含氯消毒剂溶液对车辆内空间、物品表面、地面联合喷雾消毒，密闭作用60min。负压救护车用有效氯浓度为 1000mg/L 的含氯消毒剂溶液对车辆内壁、门窗、物品表面、地面进行喷雾消毒，保持作用 30min。亦可选用经国家卫健委批准的其他消毒剂进行消毒，按消毒剂说明书操作。

（4）对负压救护车过滤系统的消毒处理参照本书第二章第七条相关条款执行。

（5）其他物品的终末消毒参照本书第二章第九条执行。

三、肺炭疽

炭疽为一种由炭疽杆菌引起的动物源性传染病，牛、羊、猪、犬等家畜极易被感染。通过接触被感染的动物及被污染的畜产品和从外周环境吸入而传染人类。经接触、吸入（飞沫）、食入等方式发生皮肤炭疽、肺炭疽和肠炭疽。皮肤炭疽最常见。肺炭疽虽较罕见，但患者病情严重，病死率很高。

1. 院前急救措施。

（1）监测患者生命体征。

（2）对患者给予对症治疗。

2. 转运流程、隔离、防护与消毒。

转运流程、隔离与防护参照本书第一章相关内容执行。

（1）急救转运车辆：用负压救护车转运。当用前后舱密闭隔离、医疗舱通风良好的普通救护车转运时，冬季要注意对患者的保温，急救人员工作时尽量处于上风位置。如患者病情允许，应让其佩戴外科口罩，采取呼吸道卫生/咳嗽礼仪。

（2）人员防护：采用三级防护措施。在为患者实施吸痰、气管切口处换药、气管切开和气管插管等操作时应使用全面型防护面罩。

（3）救护车及物品的消毒：炭疽杆菌能形成芽孢，在消毒中不得使用中、低效消毒剂，应参照《消毒技术规范》，选用高效消毒剂，提高消毒剂浓度，延长作用时间。救护车的消毒用 5~10g/L 过氧乙酸溶液对医疗舱空间、内表面、地面联合喷雾消毒，作用时间 120min。负压救护车用有效氯浓度为 5000mg/L 的含氯消毒剂溶液对车辆内壁、门窗、物品表面、地面进行喷雾消毒，保持作用 120min。其他物品的消毒参照此浓度与作用时间。亦可选用经国家卫健委批准的其他消毒剂进行消毒，按消毒剂说明书操作。

（4）肺炭疽患者用过的医疗废弃物和有机垃圾应全部进行焚烧处理。

（5）对负压救护车过滤系统的消毒处理参照本书第二

章第七条相关条款执行。

第十三条

乙类、丙类传染病患者的急救与转运

一、呼吸道传播传染病（以肺结核为例）

呼吸道传播传染病包括：肺结核、麻疹、流行性脑脊髓膜炎、白喉、百日咳、猩红热、流行性感冒、流行性腮腺炎、风疹等，它们的共同特征是传播途径相似，病原体通过空气或飞沫经呼吸道传播。下面以肺结核为例，介绍其院前急救和转运流程，其他呼吸道传播传染病可参照肺结核的院前急救和转运流程相关要求执行。

肺结核是由结核分枝杆菌侵及肺部引起的慢性传染病。患者表现为低热、消瘦、乏力等全身症状与咳嗽、咯血等呼吸系统症状。

1. 院前急救措施。

（1）监测患者生命体征。

（2）对症治疗，对咯血窒息患者的抢救措施中应特别注意保持患者呼吸道通畅，必要时行气管插管。

2. 转运流程、隔离、防护与消毒。

转运流程、隔离与防护参照本书第一章相关内容执行。

（1）急救转运车辆：用负压救护车转运。当用前后舱密闭隔离、医疗舱通风良好的普通救护车转运时，如患者病情允许，应让其佩戴外科口罩，采取呼吸道卫生/咳嗽礼仪。

（2）人员防护：采用二级防护措施，转运肺结核合并大咯血病人时，急救人员应佩戴护目镜或全面型防护面罩，穿防护服。

（3）救护车及物品的消毒：由于结核杆菌细胞壁含大量脂酸，对消毒剂抗力较强，故在消毒中不得使用低效消毒剂，只能使用高、中效消毒剂。可选用浓度为5000mg/L的过氧乙酸溶液对车内空间、内壁、物品表面、地面联合喷雾消毒，密闭作用60min。负压救护车用有效氯浓度为1000~2000mg/L的含氯消毒剂溶液对车内空间、内壁、物品表面、地面喷雾消毒，保持作用30min。对于结核分枝杆菌一般性污染物，可用有效氯浓度为1500mg/L的含氯消毒剂溶液或浓度为2000mg/L的过氧乙酸浸泡 30min 进行消毒。 若有明显痰迹和分泌物污染，则需将消毒液浓度加大到 5000mg/L，浸泡 60min 以上。 亦可选用经国家卫健委批准加大的其他消毒剂消毒，按消毒剂说明书操作。

(4)患者分泌物的处置：对痰及口鼻分泌物，用纸盒、纸袋盛装后焚烧，或加入等量浓度为 10g/L 的过氧乙酸作用 60min 进行消毒。

（5）对负压救护车过滤系统的消毒处理参照本书第二章第七条相关条款执行。

二、消化道或接触传播传染病
（以痢疾为例）

消化道或接触传播传染病包括：痢疾、急性出血性结膜炎、麻风病、脊髓灰质炎、伤寒和副伤寒等，它们的共同特征是传播途径相似，病原体通过消化道或接触传播。下面以痢疾为例，介绍其院前急救和转运流程，其他消化道或接触传播传染病可参照痢疾的院前急救和转运流程相关要求执行。

细菌性痢疾简称菌痢，系指由志贺菌属（痢疾杆菌）

引起的肠道传染病，又称志贺菌病。该病是夏秋季节常见肠道传染病。患者主要临床表现是腹痛、腹泻、里急后重和黏液脓血便，可伴有发热及全身毒血症症状，严重者有感染性休克和（或）中毒性脑病。

1. 院前急救措施。

（1）监测患者生命体征。

（2）对症治疗：当患者高热时可对其酌用冰敷、酒精擦浴等物理方法降温；对烦躁不安者可采用镇静剂；对腹泻严重者予以补液等。

2. 转运流程、隔离、防护与消毒。

转运流程、隔离与防护参照本书第一章相关内容执行。

（1）急救转运车辆：符合传染病转运要求的救护车。

（2）人员防护：采取二级防护措施。

（3）救护车的消毒：用浓度为 2000mg/L 的过氧乙酸溶液或有效氯浓度为 1000mg/L 的含氯消毒剂溶液对车内空间、内壁、门窗、物品表面、地面喷雾消毒或擦拭和拖擦消毒。亦可选用经国家卫健委批准的其他消毒剂消毒，按消毒剂说明书操作。

（4）对患者排泄物和呕吐物的处置：对稀薄的患者排泄物和呕吐物，用有效氯浓度为 20g/L 的漂白粉及其他含氯消毒剂溶液以 1 ∶ 2 的比例混合均匀，放置 2h。 对患者尿液消毒是在其尿液内加入有效氯浓度为 1500mg/L 的漂白粉及其他含氯消毒剂，混匀放置 2h。 对患者的成形粪便消毒，可用有效氯浓度为 100g/L 的漂白粉乳液或其他含氯消毒剂溶液，按 1 ∶ 1 比例搅拌均匀，放置 2h。

（5）其他物品的终末消毒参照本书第二章第九条执行。

第十四条

经血液、体液传播传染病患者的急救与转运

一、乙、丙、丁型肝炎

乙、丙、丁型肝炎的病原体分别为乙型肝炎病毒（Hepatitis B virus，HBV）、丙型肝炎病毒（Hepatitis C virus，HCV）、丁型肝炎病毒（Hepatitis D virus，HDV）。这 3 型肝炎病毒均主要经血液传播。 此外，亦可经日常生活中的密切接触传播。

1. 院前急救措施。

（1）监测患者生命体征。

（2）对症治疗：当患者高热时可对其酌用冰敷、酒精擦浴等物理方法降温；对食欲明显下降且有呕吐者予以补液等。

2. 转运流程、隔离、防护与消毒。

转运流程、隔离与防护参照本书第一章相关内容执行。

（1）急救转运车辆：符合传染病转运要求的救护车。

（2）人员防护：采取二级防护措施。

（3）救护车的消毒：用浓度为 2000mg/L 的过氧乙酸溶液或有效氯浓度为 1000mg/L 的含氯消毒剂溶液对车内空间、内壁、门窗、物品表面、地面喷雾消毒或擦拭和拖擦消毒；保持作用 30min。 亦可选用经国家卫健委批准的其他消毒剂，按消毒剂说明书说明进行消毒操作。

（4）对感染者和患者流出的血液、分泌液和炎性分泌物，应就地进行消毒后再做清洁处理。 消毒时，应以二氯异氰尿酸钠或漂白粉剂将患者流出的体液全部覆盖，或用有效氯浓度为 5000mg/L 的含氯消毒剂溶液或浓度为 10g/L 的过氧乙酸溶液浸透并及时清除。 对被血液污染的物品可浸泡于有效氯浓度为 5000mg/L 的含氯消毒剂溶液或浓度为 10g/L 的过氧乙酸溶液作用 60min。 对废弃的被血液污染的物品，如卫生巾、卫生护垫、卫生纸等可予以焚烧，或经消毒液浸泡消毒后再按生活垃圾处理。

（5）其他物品的终末消毒参照本书第二章第九条执行。

二、艾滋病

艾滋病又称获得性免疫缺陷综合征（AIDS），是由人免疫缺陷病毒（HIV）所引起的致命性慢性传染病。 艾滋病主要通过性接触、血液及母婴传播。 病毒主要侵犯和破坏被感染者的辅助性 T 淋巴细胞，造成人体细胞免疫严重缺陷，最后并发各种严重的机会性感染和肿瘤，并导致死亡。

传染源：艾滋病患者及无症状 HIV 携带者为传染源。

传播途径：公认的 HIV 的传播途径主要有 3 种，即性接触、血液和母婴传播。

易感人群：人群普遍易感。 男性同性恋者、性混乱者、静脉或注射吸毒者以及反复接受血液、血液制品者被公认是 HIV 感染的高危人群。

1. 院前急救措施。

（1）监测患者生命体征与血氧饱和度。

（2）对症治疗：如患者有高热可对其给予物理降温，必要时让其吸氧，建立静脉通道。

（3）对呼吸衰竭患者给予气管插管，行呼吸机辅助呼吸。

2. 转运流程、隔离、防护与消毒。

转运流程、隔离与防护参照本书第一章相关内容执行。

（1）急救转运车辆：符合传染病转运要求的救护车。

（2）人员防护：采取二级防护措施。

（3）救护车的消毒：用浓度为 2000mg/L 的过氧乙酸溶液或有效氯浓度为 1000mg/L 的含氯消毒剂溶液对车内空间、内壁、门窗、物品表面、地面喷雾消毒或擦拭和拖擦消毒，保持作用 30min。亦可选用经国家卫健委批准的其他消毒剂，按消毒剂说明书说明进行消毒操作。

（4）感染者或患者流出的血液、分泌液和炎性分泌物，应就地进行消毒后再做清洁处理。消毒时，应以二氯异氰尿酸钠或漂白粉剂将患者流出的体液全部覆盖，或用有效氯浓度为 5000mg/L 的含氯消毒剂溶液或浓度为 10g/L 的过氧乙酸溶液浸透并及时清除。对被血液污染的物品可浸泡于有效氯浓度为 5000mg/L 的含氯消毒剂溶液或浓度为 10g/L 的过氧乙酸溶液作用 60min。对废弃的被血液污染过的物品，如卫生巾、卫生护垫、卫生纸等可予以焚烧，或经消毒液浸泡消毒后再按生活垃圾处理。

（5）其他物品的终末消毒参照本书第二章第九条执行。

第四章

消毒剂的使用与消洗站的建设

（附表、附件）

附表 1　常见传染病的主要传播途径

疾病名称		传播途径			
		空气	飞沫	接触	消化道及其他
病毒性肝炎	HAV、HEV			+	+
	HBV、HCV、HDV			+	
麻疹		+	++	+	
流行性腮腺炎			+		
流行性出血热		++		+	
狂犬病				+	
伤寒、副伤寒				+	+
细菌性痢疾				+	+
霍乱				+	+
猩红热			++	+	
白喉			++	+	
百日咳			+		
流行性脑脊髓膜炎			++	+	
鼠疫	肺鼠疫		++	+	鼠蚤
	腺鼠疫			+	鼠蚤
炭疽			+	+	
流行性感冒			+	+	
肺结核		+	++		
SARS		+	++	+	
HIV				+	
手足口病			+	+	
梅毒				+	
淋病				+	
人感染高致病性禽流感			+	+	
甲型 H1N1 流感		+	++	+	

注:"+":传播途径之一;"++":主要传播途径。

附表 2 常见传染病的隔离预防

疾病名称		隔离预防						
		口罩	帽子	手套	防护镜	隔离衣	防护服	鞋套
病毒性肝炎	HAV、HEV	±	±	+		+		
	HBV、HCV、HDV	±	±	+		+		
麻疹		+	+	+		+		
流行性腮腺炎		+	+					
流行性出血热		+	+	+	±	±		
狂犬病		+	+	+	±			
伤寒、副伤寒		±	±	+		+		
细菌性痢疾			±	+		+		
霍乱		+	+	+			+	+
猩红热		+	+	+		+		
白喉		+	+	+		+		
百日咳		+	+	±				
流行性脑脊髓膜炎		+	+	+	±			
鼠疫	肺鼠疫	+	+	+	±		+	+
	腺鼠疫	+	±	+	±			
炭疽		+	+	+	±		+	+
流行性感冒		+	+	+				
肺结核		+	+	+	±			
SARS		+	+	+	±		+	+
HIV				+				
手足口病		+	+	+	±			
梅毒				+		+		
淋病				+		+		
人感染高致病性禽流感		+	+	+	±		+	+
甲型 H1N1 流感		+	+	+	±			

注:+:应采用的防护用品;±:可根据需要采用的防护用品。

附表3　非芽孢污染场所、污染物品的消毒处理方法与消毒剂量(参照消毒技术规范定)

消毒场所	消毒方法	用量	消毒时间
室外物品表面	用有效氯浓度为1000~2000mg/L 的含氯消毒剂喷洒	500mL/m^2	60~120min
室内物品表面	用有效氯浓度为250~500mg/L 的含氯消毒剂擦拭	适量	
	用有效氯浓度为1000~2000mg/L 的含氯消毒剂喷洒	100~500mL/m^2	60~120min
	用浓度为2000~5000mg/L 的过氧乙酸气溶胶喷雾	20mL/m^3	60min
室内地面	用有效氯浓度为500~2000mg/L 的含氯消毒剂擦拭或拖擦	适量	
	用浓度为2000~5000mg/L 的过氧乙酸喷洒	200~350mL/m^2	600min
	用有效氯浓度为1000~2000mg/L 的含氯消毒剂喷洒	100~500mL/m^2	60~120min
室内空气	用紫外线照射	1.5W/m^3(安装量)	30~60min
	用浓度为2000~5000mg/L 的过氧乙酸气溶胶喷雾	20mL/m^3	60min
	用过氧乙酸5倍稀释液加热熏蒸	1g/m^3	60min
餐、饮具	蒸煮	100℃	10~30min
	用含氯消毒剂浸泡	250~500mg/L	15~30min
	用远红外线照射	120~150℃	15~20min
被褥、书籍、电器、电话机	环氧乙烷熏蒸消毒柜熏蒸消毒法	1500mg/L	2~24h
	75%酒精消毒液擦拭	适量	
服装、被单	煮沸	100℃	30min
	用有效氯浓度为250~500mg/L 的含氯消毒剂浸泡	淹没被消毒物品	30min
污水	加氯量50~100mg/L 二氧化氯消毒液混匀	余氯4~6mg/L	30~120min
	加氯量250~500mg/L 含氯消毒剂混匀		
粪便、分泌物	加漂白粉干粉搅匀	1:5	2~6h
	加有效氯浓度为30~50g/L 的含氯消毒剂溶液混匀	2:1	2~6h
尿	加有效氯浓度为10g/L 的含氯消毒剂搅匀	1:10	2~6h
便器	用有效氯浓度为5000mg/L 的含氯消毒剂溶液浸泡	浸没便器	30~60min
手	用有效碘浓度为5000mg/L 的碘伏、75%酒精或氯己定醇和三氯生醇等快速手消毒剂擦拭消毒	适量	1~2min
运输工具	用浓度为2000~5000mg/L 的过氧乙酸喷雾	20mL/m^3	60min

附件1

急救中心消洗站建设参考

一、消洗站的建设标准

1. 消洗站的建设应包括人员消洗区、车辆消洗区、急救设备消洗区、污水处理系统及其他配套用房。

2. 急救人员消洗区：建筑面积不小于 120 平方米，分别设置手消毒间、着装消毒间和淋浴间，主要用于人员的消毒与清洗。

3. 车辆消洗区：建筑面积不小于 50 平方米，用于急救车辆车厢内外的消毒与清洗，使急救车辆保持洁净状态。 应配备冲洗、消毒设施，设置非手触式水龙头，通风条件良好，污染区和清洁区流线合理。

4. 急救设备消洗区：建筑面积不小于 60 平方米，分别设置浸泡清洗打包间、消毒间和存放间，主要用于急救设备的清洗、消毒和储存。

5. 污水处理区：建筑面积不小于 10 平方米，用于对卫生污水进行消毒处理。 急救中心新建、扩建和改建时应对急救中心范围内的给水、排水、污水处理和消防工程进行统一规划和设计，隔离用房的污水必须进行消毒处理，处理后的水质排放条件应符合现行的医疗机构污水排放要求。

6. 消洗站其他配套用房：包括中心供应消毒间、各种物资仓库、设备维修间、医疗垃圾间等。

二、建筑区域建筑布局

1. 应设置在医疗机构内的独立区域，并设有醒目的标志，与其他建筑、公共场所的间距应达到相应的国家医疗卫生标准。

2. 各类功能用房应具备良好的灵活性和可扩展性，做到可分可合，能适应公共卫生医疗应急需要。

3. 内部应严格设置防护分区，严格区分人流、物流的清洁与污染路线流程，采取安全隔离措施，严防交叉污染和感染。

4. 增设清洁物品和污染物品的出入口，各出入口应设有醒目标志。

5. 应做到空气气流互不相通。空调通风系统应独立设置。不设空调系统的，应确保自然通风。

禁止使用下列空调系统：循环回风的空气空调系统；

不设新风，不能开窗通风换气的水-空气空调系统；既不能开窗，又无新风、排风系统的空调系统；绝热加湿装置空调系统。

6. 应设有污染区、半污染区和清洁区，三区划分明确，相互无交叉，并有醒目标志。

污染区：救护车医疗舱和急救人员消毒间、医疗垃圾间等。

半污染区：救护车驾驶舱和车辆消洗间、中心供应消毒间等。

清洁区：医护人员更衣室、值班室、各种物资仓库、休息室、浴室等。

严格区分污染区、半污染区和清洁区，路线采用强制单向通过的方式，不准逆行。各个区域有专用抹布和拖把，不得交叉使用。污染区和半污染区等均设感应洗手装置和各类污染物品消毒用容器。

三、消洗设备、用品配置

1. 配置原则：经济高效、广谱、灭活力强、污蚀少、安全可靠、方便、耐用。

2. 配置量：根据建筑面积计算房间的体积，按体积配置相应的设备和消洗用品量。

3. 设备的选择：消毒设备种类繁多，各具特点，在配置时可根据自身的财力和消毒物品的种类选用不同的清洗、消毒和污水处理设备。

空气的消毒：包括急救车内空间、污物间、设备间及污染的房间通道，一般多选择多因子组合（至少含过滤除菌、静电除菌和紫外线等因子）循环风空气消毒器、臭氧空气消毒机和电动气溶胶喷雾器。

人员、车辆、设备消洗：配备喷雾清洗消毒装置和喷枪喷刷装置。

污水处理设备：PEM-012 型臭氧发生器 2.5e/h。

急救车消洗设备：NG757A 往复式消洗机、洗车机等。

急救车消毒设备主要功能：自动感应喷水，自动仿形刷洗车身，自动喷洒洗车液，自动冲洗底盘，自动刷洗轮胎，自动喷洒充光蜡或消毒液，设电脑控制系统、安全保护系统、超柔专用毛刷系统、强力吹干系统等。

四、消洗站平面设计参考图

消洗站平面设计参考图如下：

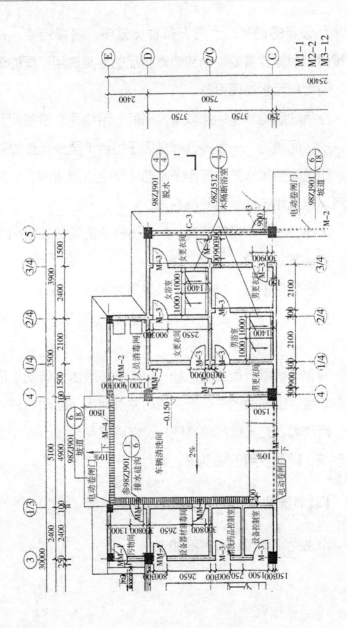

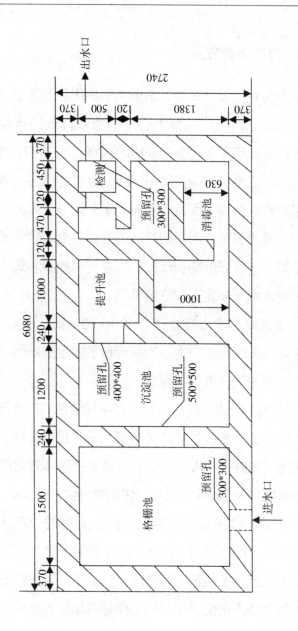

五、消洗站的应用

建立急救人员、车辆、设备和防护用品消洗以及污水处理的消洗站，符合急救中心院前急救行业的特点和规律，可广泛应用于不同规模的急救中心。它不但为院前急救人员、设备、车辆、防护用品、卫生垃圾的消毒处理提供了有利的条件，而且可节省大量时间以及人力、物力和财力，减少了工作人员的劳动强度，并为急救人员的自身安全提供了良好的物资保障，为进一步提高急救中心的现代化建设水平奠定了良好的基础。

1. 消洗站的建设完善了急救中心的基础设施，使人员、车辆、设备和防护用品的消毒有了固定的场所，为急救中心的消毒工作提供了保障。

2. 消洗站的建设符合急救中心平战结合的工作原则，平时在传染病患者抢救和转运中可用于人员、车辆、设备和防护用品的集中消毒，在突发公共卫生事件时可作为应急救援基地，为应对突发公共卫生事件提供有力保障。

3. 对接触过感染了传染性疾病的患者的急救人员、车辆、设备、医疗垃圾、污水，按原国家卫生部《消毒技术规范》进行严格消毒，可有效减少交叉感染和致病菌的传播，为急救人员创造良好的工作环境和急救条件。

附件 2

常用化学消毒剂的使用

一、化学消毒剂的分类

1. 按杀菌能力分类。

（1）高效消毒剂：能杀灭包括细菌芽孢在内的各种微生物。

（2）中效消毒剂：能杀灭除细菌芽孢之外的各种微生物。

（3）低效消毒剂：只能杀灭抵抗力比较弱的微生物，不能杀灭细菌芽孢、真菌和结核杆菌，也不能杀灭如肝炎病毒等抗力强的病毒和抗力强的细菌繁殖体。

2. 按化学性质/结构分类。

（1）过氧化物类消毒剂：如过氧乙酸、过氧化氢、臭氧、二氧化氯等。

（2）含氯消毒剂：①有机含氯消毒剂，如二氯异氰尿酸钠（优氯净）、三氯异氰尿酸等。②无机含氯消毒剂，如漂白粉、漂白粉精（高效次氯酸钙）、次氯酸钠、氯化磷酸三钠等。

（3）碘类消毒剂：是以碘为主要杀菌成分制成的各种制剂。可分为：①传统的碘制剂，如碘水溶液、碘酊（俗称碘酒）和碘甘油等。②碘伏，是碘与表面活性剂（载体）及增溶剂等形成的稳定的络合物。③其他复合型，如碘酸溶液（百菌消：碘、硫酸、磷酸、表面活性剂）等。

（4）醛类消毒剂：如甲醛、戊二醛、邻苯二甲醛等。

（5）酚类消毒剂：如苯酚、煤酚皂（来苏尔）等。

（6）醇类消毒剂：常用的有乙醇等。

（7）杂环类消毒剂：主要有环氧乙烷、环氧丙烷等。

（8）双胍类消毒剂：主要有氯己定（洗必泰）、聚六亚甲基胍及衍生物等，属一类低效消毒剂。

（9）季铵盐类消毒剂：主要有苯扎溴铵（新洁尔灭）、度米芬（消毒宁）等，绝大多数是低效消毒剂。

（10）金属制剂：主要有红汞、龙胆紫等。

（11）复方化学消毒剂：如季铵盐类与碘的复配制剂、戊二醛与过氧化氢的复配制剂等。

二、常用化学消毒剂消毒水平、作用原理、使用范围、消毒方法和注意事项

常用化学消毒剂

消毒剂 名　称	消毒 水平	作用原理	使用范围、消毒方法	注意事项
乙醇	中效	使菌体蛋白凝固变性，对肝炎病毒及芽孢无效。	①95%溶液可用于燃烧灭菌。 ②70%~75%溶液可作为消毒剂，用于皮肤、物品表面消毒。常用消毒方法有浸泡法和擦拭法。	①易挥发，需加盖保存，保持浓度为70%~75%。 ②有刺激性，不宜用于黏膜的消毒。
碘酊	中效	使细菌蛋白卤化变性，能杀灭大部分真菌。	①25g/L溶液用于脐带断端的消毒，20秒后再用70%乙醇脱碘。 ②20g/L溶液用于皮肤消毒，20秒后再用70%乙醇脱碘。	①刺激性较强，不能用于黏膜的消毒。 ②皮肤过敏者禁用。
碘伏	中效	干扰蛋白质代谢，使酶失去活性，致微生物死亡。能杀灭细菌、真菌和病毒，但不能杀灭细菌芽孢。	用于皮肤黏膜消毒，常用消毒方法有浸泡、擦拭、冲洗等。 ①3000~5000mg/L有效碘溶液用于外科手术及注射部位皮肤消毒，涂擦两次。 ②500~1000mg/L有效碘溶液可用于口腔黏膜及烧伤、创伤等部位涂擦或冲洗。	①皮肤消毒染黄色，可用水清洗。 ②碘伏稀释后稳定性差，宜现用现配。 ③避光、防潮、密闭保存。
戊二醛	高效	与菌体蛋白质反应，使之灭活；能杀灭细菌、真菌、病毒和芽孢。	20g/L碱性戊二醛用于医疗器械和耐湿忌热的精密仪器的消毒与灭菌。 浸泡消毒需30min，灭菌需作用10h。	①使用前需要进行活化。 ②灭菌后的医疗器械需用无菌蒸馏水冲洗后才能使用。 ③使用时需定期进行浓度监测，定期更换消毒液。 ④不宜用作皮肤和黏膜的消毒。

续表

消毒剂名称	消毒水平	作用原理	使用范围、消毒方法	注意事项
过氧乙酸	高效	能产生新生态氧,将菌体蛋白质氧化,使细菌死亡,能杀灭细菌、芽孢、真菌、病毒。	用于耐腐蚀物品、环境以及皮肤的消毒与灭菌。常用浸泡、喷洒、擦抹、熏蒸等方法进行消毒。①2000mg/L溶液用于手的消毒,浸泡1~2min。②2000~5000mg/L溶液用于物体表面的擦拭或浸泡10min;用气溶胶喷雾法可作为室内空气与物品表面联合喷雾消毒,密闭作用60min。③5000mg/L溶液用于未去残渣的餐具消毒,浸泡30~60min。④地面消毒用2000~5000mg/L溶液进行喷洒,关闭门窗,作用30~60min。	①易氧化分解而使浓度降低,宜现用现配(甲、乙两组分溶液需提前24~48h配制)。②浓溶液有腐蚀性和刺激性,配制时宜戴口罩和橡胶手套。③对金属有腐蚀性。④应储存于阴凉避光处,以防高温引起爆炸。
含氯消毒剂:包括有机含氯消毒剂和无机含氯消毒剂	高效	在水溶液中可释放出有效氯,破坏细菌酶的活性,将菌体蛋白质氧化而致其死亡;能杀灭各种致病菌、病毒及芽孢。	用于环境、物品表面、餐(茶)具、饮用水、污水、排泄物、垃圾、疫源地等消毒。常用浸泡、擦拭、喷洒与干粉消毒等方法消毒。①浸泡法:被细菌繁殖体污染的物品用含有效氯浓度为500mg/L的消毒液浸泡10min以上;被分枝杆菌和细菌芽孢等污染物品的消毒,用含有效氯浓度为2000~5000mg/L的消毒液浸泡30min以上。②擦拭法:消毒所用药物浓度和作用时间参见浸泡法。③喷洒法:一般表面污染物品表面,用浓度为1000mg/L的消毒液均匀喷洒,作用30min以上(喷洒量:墙面200mL/m²,水泥地面350mL/m²,土质地面500~1000mL/m²);对被结核杆菌等污染物品表面的消毒,用有效氯浓度为2000mg/L的含氯消毒液均匀喷洒(喷洒量同前),作用60min以上。④排泄物的消毒:将高浓度消毒液与排泄物搅拌均匀作用2h以上。	①水溶液性质不稳定,宜现用现配。②有腐蚀和漂白作用,不宜用于金属制品、有色衣物及油漆家具的消毒。③置于阴凉、通风、密闭容器内保存,以减少有效氯的丧失。④1~3天更换一次消毒液。

76

续表

消毒剂名　称	消毒水平	作用原理	使用范围、消毒方法	注意事项
季铵盐类消毒剂,主要指苯扎溴铵和苯扎氯铵	低效	为阳离子表面活性剂,能吸附带负电的细菌,破坏其胞膜,导致菌体自溶死亡;使菌体蛋白变性、沉淀死亡。	①100~500mg/L 溶液用于创面黏膜浸洗或冲洗消毒。②1000~2000mg/L 某种季铵盐与醇类复合溶液用于皮肤消毒。③复方制剂可用于一般物体表面消毒。	①有吸附作用,会降低消毒效果,故容器底部不能垫纱布、棉花等。②对肥皂、碘、高锰酸钾等阴离子表面活性剂有拮抗作用。③对铝制品有破坏作用,禁用铝制品盛装。
二氧化氯	高效	为强氧化性消毒剂,能使微生物蛋白质中的氨基酸氧化分解,导致氨基酸链断裂,蛋白质失去功能,使微生物死亡。能杀灭一切微生物。	可用作消毒剂、防腐剂和保鲜剂。①浸泡法:对细菌繁殖的污染,用 100~200mg/L 溶液浸泡餐具、食品用具和水果蔬菜 30min;用 500~1000mg/L 溶液浸泡 30min 可消毒医疗用品。②擦拭法:参考浸泡法。③喷洒喷雾法:对一般被污染的物品表面用浓度为 200mg/L 的二氧化氯均匀喷洒,作用 30min,浓度为 500mg/L 的二氧化氯溶液可用气溶胶喷雾消毒室内空气。	①消毒前将二氧化氯用 10∶1 的柠檬酸活化 30 分钟才能使用。②活化后的二氧化氯不稳定,一般要活化后当天用完。③用二氧化氯消毒内窥镜或手术器械后,应立即用无菌蒸馏水冲洗,以免对器械有腐蚀作用。④配制溶液时,忌与碱或有机物相接触。
臭氧	高效	靠强大的氧化作用,使酶失去活性导致微生物死亡。可杀灭细菌繁殖体和芽孢、病毒、真菌等,并可破坏肉毒杆菌毒素。	①水体消毒:一般加臭氧 0.5~1.5mg/L,作用 5~10min,臭氧余量 0.1~0.5mg/L。②表面消毒:要求浓度为 60mg/m³,相对湿度≥70%,作用 60~120min。③空气消毒:在无人条件下,采用 30mg/m³ 浓度的臭氧,作用 15min。	①臭氧对人体有毒,故消毒必须在无人条件下进行。②臭氧为强氧化剂,对金属有腐蚀性,能使橡胶老化、变性,使织物漂白褪色等。③温度和湿度可影响臭氧的杀菌效果。

三、常用手消毒剂

1. 醇类（乙醇、异丙醇和正丙醇）与某种低效消毒剂（各种胍类、季铵盐类或三氯生醇）组成的复配手消毒剂，有液体制剂和凝胶制剂，通常称之为快速手消毒剂或免冲洗手消毒剂。

2. 碘伏消毒剂，有效碘含量为 5000mg/L。

3. 单方乙醇消毒液，乙醇浓度为 75%。

4. 经原国家卫生部批准的其他类型手消毒剂。

附件 3

新冠肺炎患者救护车转运的专家共识

2019 年 12 月以来，湖北省武汉市陆续发现不明原因肺炎病例。2020 年 1 月 7 日，中国疾控中心从这些不明原因肺炎病例相关样本中成功分离出一种新型冠状病毒毒株，随后国家卫生健康委专家评估组将武汉不明原因肺炎病原体判断为新型冠状病毒（简称"新冠病毒"）。新冠病毒感染的肺炎（简称"新冠肺炎"）疫情迅速蔓延至我国各省市，一时间防疫情势十分严峻。

湖北省累计确诊病例占全国的 83.1%，是疫情防控的主战场，各地急救中心承担的救护车转运工作任务艰巨。为进一步做好和规范新冠肺炎相关病例的救护车转运工作，提高救护车转运成功率，降低死亡率，防止出现医源性感染，保证医疗质量和安全，中国医院协会急救中心（站）管理分会、中华医学会急诊分会、中国医师协会急诊分会、湖北省医学会急诊分会组织相关专家在总结前期转运经验的基础上，讨论并制定了本新冠肺炎患者救护车转运的专家共识。

一、转运救护车的要求

救护车转运在新冠肺炎疫情防控工作中起着十分重要的作用，有利于确诊病例的集中收治，有利于疑似病例的集中隔离治疗，有利于发热病例、无症状感染者和密切接触者集中隔离观察。

急救中心救护车配备规模一般为每5万人~10万人1辆，疫情期间，湖北全省各地救护车利用率和任务量均处于超负荷状态，各急救中心整合了当地医疗机构救护车资源用于统筹调度。为兼顾正常院前急救任务，结合当地救护车现状，各急救中心均固定救护车用于新冠肺炎相关病例的转运，并设置专门的区域停放。

转运救护车应具备转运呼吸道传染病患者基本条件，驾驶舱与医疗舱严格密封隔离。驾驶舱与医疗舱应各自具有独立冷暖空调系统，并可独立调节。

空调通风会导致新冠病毒传播。没有独立冷暖空调系统的救护车，开启驾驶舱空调时，驾驶舱和医疗舱的空气会通过空调系统通风管道流动，并在医疗舱内形成交叉紊流，存在驾驶员和医护人员感染的风险。

不具备负压系统的救护车，车辆行驶时同时开启驾驶舱和医疗舱的侧窗玻璃进行通风换气，可在车身外侧周围形成负压区，使驾驶舱和医疗舱内空气加速排出。 医疗舱换气扇也可使车内空气从车顶排出，有利于对驾驶员和医护人员的保护。 见图 1。

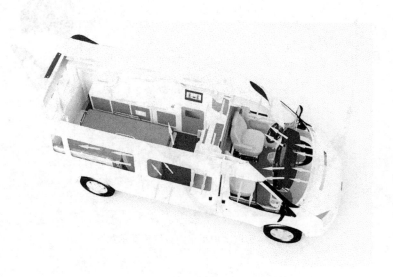

图 1　普通救护车行驶时开窗和排气扇工作时车内空气流动示意图

有负压系统的救护车能使医疗舱与外界环境形成相对的大气压差，启动负压装置时，舱内相对压强低于外界环境，并通过排风装置及连接的高效过滤消毒器，阻止医疗舱内的被污染空气外泄。 见图 2。

通风系统和负压系统是负压救护车的核心，应符合国家标准。 医疗舱的通风换气系统在静止状态下应能确保

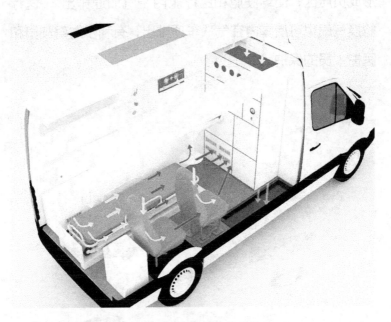

图 2　负压救护车车内空气流动示意图

医疗舱内外换气每小时不少于 20 次。 启动负压装置时，医疗舱内相对压强应在 -30Pa ～ -10Pa，必要时低于外界压强 -100Pa ～ -80Pa。 空气过滤器符合国家标准，对粒径 0.3μm 微粒气溶胶滤出率大于 99.7%。 好的流场结构能够抑制被污染空气从救护车医疗舱的缝隙向车外扩散,使被污染空气以最短的路径或最快的速度到达高效过滤器。 因此，在患者头部位置应设有负压抽气口，必要时设定向负压管路，医疗舱内进出风口按照上进下排、前进后出的对角原则布置，使得形成从上到下、从前到后的定向气流，必要时还应形成从右到左的气流，使得从医护人员一侧到患者一侧产生阶梯压力，有效保护医护人员。开启医疗舱空调时，空调风向及风力因素会对流场结构产生影响，新冠病毒会随空调气流的方向运动，对此应引起高度重视。

转运救护车的要求推荐意见：

1. 根据人口密度、经济水平、服务半径、地理交通、车辆利用率和任务量平战结合配备和储备相应的救护车数量。 城市每 3 万人~5 万人 1 辆，农村每 5 万人~10 万人 1 辆。 应整合当地救护车资源，统筹调派。

2. 执行新冠肺炎患者相关转运任务时推荐使用负压救护车。

3. 负压车转运前应提前开启负压，在医疗舱密封的状态下，开启负压 1 分钟后检查负压值是否在正常范围。转运时全程开启负压，保持医疗舱为密封状态。 按车辆厂家说明书建议开启或禁止使用医疗舱空调。

4. 不具备负压系统的救护车参与转运时，应确保驾驶舱与医疗舱密封性完好。 当驾驶舱和医疗舱不具备各自独立的冷暖空调系统时，应密封空调系统的进风口

和回风口，并关闭空调。 车辆行驶过程中可同时开启
驾驶舱和医疗舱的侧窗玻璃以及医疗舱换气扇进行通风
换气。

二、转运任务类型及相关要求

新冠肺炎疑似病例和确诊病例需转运至定点医院集中
救治。 对疑似病例，确诊前在指定场所单人单间隔离治
疗，确诊病例可多人安置于同一房间。 无症状感染者应
集中隔离。 出院病例呼吸道标本样本检测阳性者需重新
集中隔离医学观察。 故救护车转运疑似病例应一车一
例，转运确诊病例、无症状感染者和出院后核酸检测阳性
者可一车多例。

在对密切接触者进行集中隔离观察时，集中医学观察
场所需提供单间，故救护车转运此类病例也应一车一例。
院前发热病例可能存在隐瞒相关病史或病史不清楚的情
况，应视同疑似病例，故转运时也应一车一例。

确诊病例康复出院后，建议继续进行隔离管理，居
住单人房间，故救护车转运时应一车一例。 疑似病例
排除诊断后，视为普通病例，可一车多例。 但如果转运
医务人员需进入隔离区，则应提高个人和救护车防护级
别。

对重症及危重症确诊病例使用呼吸机或实施吸痰、气管插管、心肺复苏等操作时易产生大量的气溶胶，转运时，急救人员在救护车医疗舱相对封闭的环境中长时间暴露于高浓度气溶胶情况下存在经气溶胶感染的风险，转运此类病例时医护人员应做好三级防护。

新冠肺炎相关标本按二类高致病性病原微生物管理，标本采集后应尽快送往实验室，标本应密封于符合生物安全要求的容器中，容器或者包装材料上应当印有国务院卫生主管部门规定的生物危险标识、警告用语和提示用语，由不少于两人专人护送，转运者安全防护按二级防护要求佩戴，故转运标本应使用负压救护车。

参与转运的人员应根据不同任务类型做好相应的防护措施，见表 1。 根据是否需要医疗处置、患者是否需要氧疗、是否需要呼吸和（或）循环支持、转运人员气溶胶暴露风险 4 个因素，将转运任务分为低危、中危、高危三类。 任务对应的转运人员专业技能应充分考虑其技术职称、临床专业、穿脱防护能力、院感消洗能力、生命支持技术能力、急救设备使用能力。 见表 2。

表1 转运任务类型及相关要求

任务类型	车辆推荐	车载病例	防护级别		
			司机	医生	护士
疑似病例转运	负压救护车	1车1例	二级	二级*	二级*
确诊病例转运	负压救护车	可1车多例	二级	二级*	二级*
无症状感染者转运	负压救护车	可1车多例	二级	二级	二级
密切接触者转运	负压救护车	1车1例	二级	二级	二级
院前发热病例转运	负压救护车	1车1例	二级	二级	二级
符合出院标准病例转运	负压救护车	1车1例	二级	二级	二级
疑似病例排除诊断后转运	普通救护车#	可1车多例	一级#	一级#	一级#
出院后核酸检测阳性病例转运	负压救护车	可1车多例	二级	二级	二级
标本转运(协助CDC)	负压救护车	可1车多例	二级	二级	二级

* 如果有使用呼吸机或为病例实施吸痰、气管插管、心肺复苏等可能产生气溶胶的操作,则医生、护士防护级别推荐为三级。

如果医务人员需进入隔离区,则防护级别推荐为二级。转运时推荐使用负压救护车。

86

表2　　转运任务危险分级及转运人员专业技能要求

分级	分级因素	任务类型	转运人员专业技能基本要求
低危	医疗处置(-) 氧气治疗(-) 呼吸/循环支持(-) 气溶胶暴露(-)	无症状感染者转运 密切接触者转运 符合出院标准病例转运 出院后核酸检测阳性病例转运 标本转运(协助CDC)	初级职称,急诊专业或急救员 掌握穿脱一、二级防护技术 掌握个人及救护车消洗技术 掌握初级生命支持技术
中危	医疗处置(+) 氧气治疗(+) 呼吸/循环支持(+) 气溶胶暴露(-)	确诊病例转运(轻型、普通型) 疑似病例转运* 院前发热病例转运* 疑似病例排除诊断后转运*	中级职称,急诊专业 掌握穿脱一、二级防护技术 掌握个人,救护车,设备消洗技术 掌握高级生命支持技术 掌握急救生命类设备使用技术
高危	医疗处置(+) 氧气治疗(+) 呼吸/循环支持(+) 气溶胶暴露(±)	确诊病例转运(重型,危重型) 疑似病例转运# 院前发热病例转运# 疑似病例排除诊断后转运#	中级及以上职称,急诊或重症专业 掌握穿脱一、二、三级防护技术 掌握个人,救护车,设备消洗技术 掌握高级生命类设备使用技术 掌握急救生命类设备使用技术

* 临床症状符合确诊病例轻型,普通型

临床症状符合确诊病例重型,危重型

87

确诊病例的临床分型包括轻型、普通型、重型和危重型 4 类，疑似病例和院前发热病例分型也应参照确诊病例临床分型标准。重症患者转运应由接受过专业训练、具备重症患者转运能力的医务人员实施。高危患者转运任务需要多个医疗部门和相关疫情防控部门的参与，需要消耗大量资源，容易出现因沟通不足而导致的转运延误；转运过程本身存在极大的风险，是住院死亡的独立危险因素，转运过程中随时会出现病情变化以及医疗技术相关不良事件。

转运任务类型及相关要求推荐意见：

1. 转运任务类型。包括 9 种：疑似病例转运、确诊病例转运、无症状感染者转运、院前发热病例转运、密切接触者转运、符合出院标准病例转运、疑似病例排除诊断后转运、出院后核酸检测阳性病例转运、标本转运（协助 CDC）。其中，确诊病例根据临床分型还包括轻型、普通型、重型和危重型 4 类。

2. 转运任务分级及救护车要求。转运任务分低危、中危、高危 3 个级别，转运人员专业技能应达到各个级别相关要求。疑似病例排除诊断后使用普通救护车转运，其他任务类型均使用负压救护车转运。没有负压救护车的医疗机构执行低危、中危转运任务时可考虑使用普通救护车，但执行可能发生气溶胶暴露的高危转运任务时必须使用负压救护车。

3. 车载例数。 1 车转运 1 例的任务类型：疑似病例转运、密切接触者转运、院前发热病例转运、符合出院标准病例转运。 1 车可转运多例的任务类型：确诊病例转运、无症状感染者转运、疑似病例排除诊断后转运、出院后核酸检测阳性病例转运、标本转运。

4. 医务人员防护级别。 医务人员一级防护任务类型：疑似病例排除诊断后转运。 医务人员二级防护任务类型：疑似病例转运、确诊病例转运、无症状感染者转运、密切接触者转运、院前发热病例转运、符合出院标准病例转运、需要进入隔离区的疑似病例排除诊断后转运、出院后核酸检测阳性病例转运、标本转运。 医务人员三级防护任务类型：疑似、确诊病例转运时使用呼吸机或为病例实施吸痰、气管插管、心肺复苏等可能产生气溶胶的操作时。

5. 转运其他要求。 转院前应由专人或机构进行组织协调，充分评估病情，保证转运的顺畅性，缩短转运时间和医患接触时间，最大限度降低转运对患者病情的影响以及转运人员的风险。 高危任务转运过程中可指定 1 名急危重症专家负责提供全程远程医疗或电话指导。 转运前,转运人员应充分考虑转运过程中随时会出现的意外拔管、输液管路脱出以及转运设备故障、氧气耗尽等与转运人员和转运技术设备相关的不良事件,并制定相应预案。 在转运结束后及时总结经验,避免类似情况再次出现。

三、救护车转运必备物资装备

在用救护车转运新冠肺炎相关病例时,车载医疗设备应专车专用,配备必要的生命支持设备,防止患者在转运过程中病情进一步恶化。 在患者送达医疗机构救治前,要开展转运途中紧急救治以及监护等医疗活动。

新冠肺炎是以呼吸系统受累为主的疾病,因此救护车上必须配备好包括供氧、诊断、循环、生命支持、药品、搬运、通信、个人防护及消毒等方面的车载装备和物资。可根据当地实际情况,因地制宜分为基础配置和最佳配置,见表 3。

表3 救护车转运必备物资装备配置

供氧设备	诊断设备	循环设备	生命支持设备	搬运设备	通信设备	防护消毒设备	药品
2个10L固定气源 1个2L移动气源 一次性湿化瓶	体温计 血压计 血氧饱和度仪 听诊器 手电筒 血糖仪 心电图机	输液耗材 输液支架 输液泵、注射泵 骨髓腔穿刺设备* 加压输液设备* 抗休克裤*	心电监护仪 除颤器 无创、有创呼吸机 吸引器 高级气道管理设备 心电监护除颤一体机* 无创有创一体呼吸机* 可视插管设备* 自动心肺复苏设备*	上车担架 铲式担架 楼梯担架* 软担架 真空负压担架* 负压隔离舱	移动电话 车内通话机 无线对讲机* 北斗导航或GPS导航* 远程医疗通信*	一、二级防护用品 含氯消毒剂 浓度为75%的酒精 三级防护用品*	急救药品

* 最佳配备。

91

供氧设备应满足救护车医疗舱氧疗及救护车外临时氧疗,配备固定氧气源和移动氧气源,确保经鼻高流量氧疗、无创和有创呼吸机使用时氧气源充足。 救护车固定供应氧气设备包括 2 个容量至少 10L 的气源,并带有流量计和快速切换氧源的氧气切换器。 便携式氧气供应包括 1 个容量至少 2L 的带有流量计的氧气源。 根据转运情况,可适当增加氧气源,以满足实际需求。 备一次性湿化瓶、鼻导管、面罩。

诊断设备应可随时检测病例意识、生命体征、血氧饱和度、血糖、心电活动等。 基础配备体温计、血压计、血氧饱和度仪、听诊器、手电筒、血糖仪、心电图机。最佳配置还可考虑配置 POCT 开展新冠抗体、血气分析。

循环设备包括开通及维持血管通道的装备。 基础配置包括注射器、输液器、留置针等输液耗材、输液支架、输液泵、注射泵,并进行安全管理。 最佳配置还可考虑快速通路建立设备,配置骨髓腔穿刺设备、加压输液设备及抗休克裤。

生命支持设备应满足重型及危重型病例的生命支持,并随时处于应急状态。 基础配备心电监护仪、除颤器、无创和有创呼吸机、吸引器、高级气道管理设备等,并进行安全管理。 最佳配置可考虑心电监护和除颤一体机,并代替诊断设备中的血压计和血氧饱和度仪。呼吸机吸气端和呼气端安装过滤器。呼吸机同时具备无创、有创功能，并配备一次性呼吸机回路，配置可视插管设备和自动心肺复苏设备。

救护车上应配备必要的急救药品。包括抗休克及其他血管活性药物、呼吸系统药物、心血管系统药物、消化系统药物、泌尿系统药物、血液系统药物、抗过敏反应药物、激素及其有关药物、纠正水电解质酸碱平衡药物、中枢神经系统药物、麻醉诱导药物等。

新冠肺炎相关病例的搬运应根据不同任务类型及病例具体情况运用相应的搬运设备。基础配置上车担架、铲式担架、楼梯担架、软担架。搬运时做好固定，避免坠床和各种管路滑脱，使用有创呼吸机的病例尤其要避免气管导管滑脱。最佳配置还可考虑真空负压担架、负压隔离舱。对幽闭恐惧症患者不建议使用负压隔离舱。

应确保救护车驾驶室和医疗舱之间以及救护车与外界的通信畅通。基础配置移动电话、救护车内通话机，最佳配置还可考虑无线对讲机、北斗导航或 GPS 导航、云平台下的远程医疗通信系统等。

配备防护用品、消毒液、快速手消毒剂。基础配置一级、二级防护用品，配备含氯消毒剂、浓度为 75% 的乙醇随时消毒。 最佳配置还可考虑三级防护用品。

病情记录和交接需用到办公用品。 但有研究表明新冠病毒在薄纸表面可存活 3 小时,存在随纸质医疗文书传播的可能。 建议利用通信设备的扫描传输功能,或使用电子病历,尽量减少或避免纸质文书的使用。

救护车转运必备物资装备推荐意见:

1. 救护车转运必备物资装备包括 8 类:供氧设备、诊断设备、循环设备、生命支持设备、药品、搬运设备、通信设备、个人防护及消毒用品。 因地制宜分为基础配置和最佳配置。

2. 物资装备应精简数量、便携可移动、储电功能强大,满足移动 ICU 要求。

3. 低危转运任务无须医疗处置,应减少不必要的车载物资装备。 中危、高危任务可根据实际转运病例情况,在基础配置的基础上再进行个性化配置。

4. 使用电子病历,尽量减少或避免纸质文书的使用。

四、救护车转运人员不同防护级别的穿脱顺序及要求

救护车转运人员应根据不同任务选择相应的防护用品

并采取相应的防护措施，各级防护的穿脱应严格按顺序开展。个人防护装备一般包括：防护服、防护眼面护具、防护手套、医用外科口罩、医用防护口罩、一次性使用医用防护帽、一次性使用医用防护鞋套、动力送风空气过滤式呼吸防护器（全面型正压呼吸器）。穿戴前均应检查完好性、有效期、功能性，呼吸器还应检查主机、电池电量并测试。

　　根据体型选择大小合适的防护服。佩戴护目镜或防护面屏时，要调节好视野和舒适度。佩戴外科口罩和医用防护口罩时，应根据鼻梁形状塑造鼻夹，佩戴医用防护口罩时还应进行密合性检查。全面型正压呼吸器使用前应进行功能测试，并由他人协助完成穿戴。

　　脱卸防护时尽量少接触污染面。一次性使用医疗用品用后应当及时进行无害化处理。脱下的防护眼罩、长筒胶鞋等非一次性使用的物品应直接放入盛有消毒液的容器内浸泡。其余一次性使用的物品应放入双层黄色医疗废物收集袋封装后作为医疗废物集中，再由专人按照流程进行处置。每个包装袋、利器盒应当系有或粘贴中文标签，并在特别说明中标注"新型冠状病毒感染的肺炎"或者简写为"新冠"。

　　医务人员的鞋底可以作为新冠病毒传播的载体，所以在离开救护车和隔离病房污染区前应对鞋底进行消毒。新冠病毒可在口罩外面存活7天,摘口罩时不要触碰口罩外面。 脱卸防护装备时应特别注意手卫生规范,所有防护装备全部脱完后再次洗手、手消毒。 转运人员脱防护装备后应沐浴更衣。 手消毒剂应符合卫生要求并能灭活新冠病毒。 浓度为70%的乙醇、浓度为7.5%的碘伏、浓度为0.05%的氯二甲酚、浓度为0.05%的双氯苯双胍己烷均可在5分钟内灭除新冠病毒活力,可用于手消毒。

救护车转运人员不同防护级别的穿脱顺序推荐意见:

1. 穿脱一级防护顺序。 穿:洗手或手消毒,穿工作服,戴一次性工作帽,戴外科口罩。 脱:消毒鞋底,洗手或手消毒,脱外科口罩,洗手或手消毒,脱一次性工作帽,洗手或手消毒,脱工作服,洗手或手消毒。

2. 穿脱二级防护顺序。 穿:洗手或手消毒,穿洗手衣裤,戴一次性工作帽,戴医用防护口罩,戴内层手套,穿防护服,戴防护眼罩或面屏,穿鞋套或防护靴,戴外层手套。 脱:消毒鞋底,进入污染区和潜在污染区之间的缓冲间,洗手或手消毒,脱外层手套,洗手或手消毒,摘防护眼罩或面屏,解防护服胶条和拉链,脱防护服,脱鞋套或防护靴,洗手或手消毒。 进入潜在污染区,摘医用防护口罩，洗手或手消毒，脱一次性工作帽，脱内层手套，脱洗手衣裤，洗手或手消毒，沐浴（注意清洗耳朵、鼻腔、口腔），更换清洁衣裤进入清洁区。 脱二级防护必须有人监督。

3. 穿脱三级防护顺序。 穿：穿二级防护同前，穿隔离衣，戴外层手套，戴正压呼吸器主机，开启电源，戴全面型头套。 脱：消毒鞋底，洗手或手消毒，脱外层手套，洗手或手消毒，取下正压呼吸器主机，关闭电源，脱全面型头套，洗手或手消毒，脱隔离衣，洗手或手消毒，脱二级防护同前。 脱三级防护必须有人监督。

五、救护车消洗

救护车的消洗非常重要。 救护车的零部件主要由金属和塑料构成，新冠病毒在铜表面可存活 4 小时，在不锈钢和塑料表面的存活时间更是分别长达 48 小时和 72 小时。 更有最新证据表明新冠病毒在不锈钢表面可存活 7 天。

新冠肺炎作为急性呼吸道传染病，已纳入《中华人民共和国传染病防治法》规定的乙类传染病，按甲类传染病管理，运送病人及其污染物品的车辆必须随时进行消毒处理。 转运后要在指定区域进行终末消毒，包括：舱室内壁、座椅、担架等物体表面，所用被服等纺织品，排泄物、呕吐物及其污染的物品和场所。

医疗机构应当确定专门的部门或者人员，承担医疗活动中与医院感染有关的消毒工作，进行随时消毒和终末消毒并做好个人防护。必要时应及时对物体表面、空气和手等的消毒效果进行评价，由具备检验检测资质的实验室相关人员进行。救护车消毒后方可再转运下一例患者。

消洗产生的医疗废物按规范使用双层黄色医疗废物收集袋封装后按照常规处置流程进行处置。救护车消洗产生的污水、污物必须在疾病预防控制机构的指导下或者按照其提出的卫生要求，进行严格消毒处理，排放废弃的污水、污物应当按照国家有关规定进行无害化处理，达到排放标准后方可排放。

消毒方法和消毒剂的选择应因地制宜并合理使用。消毒剂应符合卫生要求并能灭活新冠病毒。新冠病毒对紫外线敏感，浓度为75%的乙醇、含氯消毒剂可有效灭活病毒。驾驶舱和医疗舱空气终末消毒可采用通风或紫外线照射或过氧乙酸、二氧化氯、过氧化氢等消毒剂，采用超低容量喷雾法进行消毒。用紫外线消毒时，可适当延长照射时间到 1 小时以上。车厢及其物体表面用过氧化氢喷雾或含氯消毒剂擦拭消毒。

救护车消洗推荐意见：

1. 消洗站分区及功能：各地应因地制宜根据现状统筹建设救护车消洗站，消洗站基本功能区域划分为：污染区、潜在污染区、清洁区，视情况在污染区和潜在污染区之间、潜在污染区和清洁区之间建立缓冲间，救护车和医务人员通过单通道单向进出，见图 3。 救护车消洗依次到污染区进行初步消洗，在潜在污染区进行终末消毒，停放到清洁区待命。 消洗站分区和救护车消洗状态应予以标识。

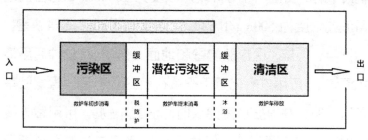

图 3　救护车消洗站示意图

2. 初步消毒：用有效氯浓度为 1000mg/L 的含氯消毒液或浓度为 500mg/L 的二氧化氯消毒剂喷洒救护车外表、驾驶室、门把手、担架、座椅、医疗舱舱壁和地面，用清水清洁。 避免喷洒车载仪器设备。 可见的污染物如病人的呕吐物、排泄物、体液等先用一次性吸水材料蘸取有效氯浓度为 5000~10000mg/L 的含氯消毒液完全清除污染物，再用浓度为 1000mg/L 的含氯消毒液或浓度为 500mg/L 的二氧化氯消毒剂喷洒消毒，作用 30 分钟后用清水清洁。消洗产生的医疗废物用双层黄色医疗废物收集袋收集封装后集中处置，污水必须进入医疗机构污水排放处理系统。

3. 终末消毒：因地制宜选择合适的消毒方法和消毒剂，并综合考虑物理化学消毒对救护车金属配件的腐蚀性及消毒所需时间。应综合考虑消毒时间及消毒用品对车辆的氧化作用。可用有效氯浓度为 1000mg/L 的含氯消毒液或浓度为 500mg/L 的二氧化氯消毒剂擦拭驾驶室、门把手、担架、医疗舱舱壁和地面，作用 30 分钟后用清水清洁。可用过氧化氢干雾机在密封状态下消毒驾驶室和医疗舱，并根据厂家建议时间静置车辆。可用紫外线照射驾驶室和医疗舱 1 小时以上。负压车过滤器过滤元件应根据厂家建议的时间进行更换。

六、车载仪器设备及防护装备消毒

执行中、高危转运任务的救护车上车载设备种类和数量较多、使用率较高、出现被传染病病原体污染或者可能被传染病病原体污染时，一定要消毒处理后方可使用，消毒处理应符合规定要求。 浓度为 75% 的乙醇可有效灭活新冠病毒，对被污染的精密仪器、设备可用乙醇消毒剂擦拭消毒，所以对车载设备常规使用浓度为 75% 的乙醇消毒。 由于喷雾或擦拭难以触及设备的底面、背面、缝隙等位置，有条件的可以使用气（汽）态熏蒸消毒方法，如气体二氧化氯、汽化过氧化氢等，以实现车厢内更彻底的消毒。

呼吸机在新冠肺炎重型、危重型病例救治中有着关键性作用，使用后的呼吸机要终末消毒四部分：呼吸机外表面、外部回路、内部回路、特殊元件。 终末消毒需更换空气过滤网。

脱下的护目镜或面屏、防护靴、全面型头套、送风管道等非一次性使用的物品应直接放入盛有消毒液的容器内浸泡。 全面型正压呼吸器的过滤元件不允许清洗。

车载设备及防护装备消毒推荐意见：

1. 车载设备消毒：消毒人员做好个人防护。 初步消毒用浓度为 75% 的乙醇擦拭设备外观，终末消毒再用含75%酒精的棉片擦拭，最后用清洁毛巾擦拭。 有条件的医疗机构可将设备置于过氧化氢干雾环境进行终末消毒。

2. 呼吸机回路、特殊元件消毒：有条件的医疗机构建议使用一次性呼吸机回路，如需重复使用，呼吸机回路初步消毒用有效氯浓度为 1000mg/L 的含氯消毒剂浸泡 30 分钟，终末消毒用环氧乙烷灭菌消毒。特殊元件如呼吸阀、传感器选择浓度为 75% 的乙醇浸泡 1 小时消毒或根据厂家建议选择消毒剂，并及时更换空气过滤网。

3. 全面型正压式呼吸器消毒：初步消毒用有效氯浓度为 1000mg/L 的含氯消毒剂浸泡全面型头套和呼吸导管 30 分钟，用浓度为 75% 的乙醇擦拭正压呼吸器外表和喷洒腰带。终末消毒用有效氯浓度为 1000mg/L 的含氯消毒剂再次浸泡全面型头套和呼吸导管 1 小时，用清水清洗后沥干；用浓度为 75% 的乙醇擦拭正压呼吸器外表和喷洒腰带，最后用清洁毛巾擦拭沥干备用。空气滤芯选择用浓度为 75% 的乙醇浸泡 1 小时消毒或根据厂家建议选择消毒剂，或根据厂家建议的时间更换空气滤芯。

4. 护目镜、防护靴消毒：初步消毒用有效氯浓度为 1000mg/L 的含氯消毒剂或浓度为 75% 的乙醇喷洒防护靴外表及靴内，终末消毒用有效氯浓度为 1000mg/L 的含氯消毒剂浸泡 1 小时，再用清水冲洗后沥干。

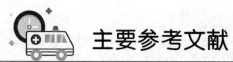

主要参考文献

1. 中华人民共和国主席令第十七号．中华人民共和国传染病防治法[M].北京：中国法律出版社，2004.

2. 杨绍基,任红．传染病学．第7版[M].北京：人民卫生出版社，2008.

3. 中华人民共和国主席令第六十九号．中华人民共和国突发事件应对法[M].北京：中国法律出版社，2007.

4. 国务院办公厅．国家突发公共卫生事件应急预案（国办函〔2005〕49号），2005.

5. 马衍辉．传染病应急与处置[M].济南：山东大学出版社，2007.

6. 李梦东,王宇明．实用传染病学[M].北京：人民卫生出版社，2005.

7. 陈明玉,刘林成．院前急救学[M].武汉：湖北科学技术出版社，1994.

8. 中华人民共和国卫生部．甲型H1N1流感病例转运工作方案（2009年修订版）（卫发明电〔2009〕125号），2009.

9. 中华人民共和国卫生部法制与监督司．消毒技术规范（2002年版），2002.

10. 北京市卫生局．北京市呼吸机清洗、消毒指南（试行）（京卫医字〔2006〕25号），2006.

11. 中华人民共和国卫生部．医院隔离技术规范（WS/T 311—2009），2009.

12. 中华人民共和国卫生部．鼠疫诊断标准（WS279—2008），2008.

13. 中华人民共和国卫生部．霍乱诊断标准（WS289—2008），2008.

14. 中华人民共和国国家质量监督检验检疫总局．疫源地消毒总则（GB19193—2003），2003.

15. 中华人民共和国国家质量监督检验检疫总局．医用防护口罩技术要求（GB19093—2010），2010.

16. 中华人民共和国国家质量监督检验检疫总局．医用一次性防护服技术要求（GB19082—2009），2009.

17. 中华人民共和国卫生部．卫生部办公厅关于印发地震灾区鼠疫等 3 种传染病疫情应急处理预案的通知，2008.

18. 张永利，李巍．院前急救专业人员培训教材[M].北京：人民卫生出版社，2010.

19. 中华人民共和国卫生部．医务人员手卫生规范（WS/T313—2009），2009.

20. 中华人民共和国卫生部．含碘消毒剂卫生标准（GB26368—2010），2010.

21. 中华人民共和国卫生部．过氧化物类消毒剂卫生标准（GB26371—2010），2010.

22. 中华人民共和国卫生部．卫监督发〔2007〕265号《次氯酸钠类消毒剂卫生质量技术规范》,2007.

23. 李飞妮．9例传染病疫情防控期间留观患者院前转运工作的体会[J].中国医药指南,2015,13(34):42-43.

24. 韩辉,伍波,等．2019年全球传染病疫情概要[J].疾病监测,2019,34(12).

25. 中华人民共和国卫生健康委员会．新型冠状病毒肺炎防控方案（第六版）,2020.

26. 中华人民共和国卫生健康委员会．新型冠状病毒感染的肺炎病例转运工作方案（试行）,2020.

27. 武汉同济医院新型冠状病毒肺炎救治协作组.重症新型冠状病毒感染肺炎诊疗与管理共识[J].内科急危重症杂志,2020,26(01):1-5.

28. 代华,方荣华,等.新型冠状病毒肺炎疫情下基层一线医务人员暴露风险及防护建议[J/OL].四川医学. http://kns.cnki.net/kcms/detail/51.1144.R.2020 0309. 1857.002.html.